食管癌规范化诊治指南

（第2版）

中国抗癌协会食管癌专业委员会 编

中国协和医科大学出版社

图书在版编目（CIP）数据

食管癌规范化诊治指南/中国抗癌协会食管癌专业委员会编著. —2 版. —北京：中国协和医科大学出版社，2013. 5
ISBN 978 - 7 - 81136 - 849 - 9

Ⅰ. ①食… Ⅱ. ①中… Ⅲ. ①食管肿瘤 - 诊治 - 指南 Ⅳ. ①R735. 1 - 62

中国版本图书馆 CIP 数据核字（2013）第 077435 号

食管癌规范化诊治指南（第 2 版）

编　　者： 中国抗癌协会食管癌专业委员会
责任编辑： 韩　鹏　杨小杰
策　　划： 端木传云　董　湛

出版发行： 中国协和医科大学出版社
（北京东单三条九号　邮编 100730　电话 65260378）
网　　址： www. pumcp. com
经　　销： 新华书店总店北京发行所
印　　刷： 北京佳艺恒彩印刷有限公司

开　　本： 787×1092　1/32 开
印　　张： 5.75
字　　数： 100 千字
版　　次： 2013 年 5 月第二版　2015 年 11 月第三次印刷
定　　价： 30.00 元

ISBN 978 - 7 - 81136 - 849 - 9

（凡购本书，如有缺页、倒页、脱页及其他质量问题，由本社发行部调换）

编写成员名单

作者姓名	单位名称	食管癌专业委员会任职
主编		
赫　捷	中国医学科学院肿瘤医院	主任委员
顾问		
张汝刚	中国医学科学院肿瘤医院	名誉主任委员
高宗人	河南省肿瘤医院	名誉主任委员
编委（以姓氏拼音排序）		
陈克能	北京大学肿瘤医院	常务委员
陈龙奇	四川大学附属华西医院	委员
程贵余	中国医学科学院肿瘤医院	常务委员
方文涛	上海交通大学附属胸科医院	常务委员
樊青霞	郑州大学第一附属医院	副主任委员
傅剑华	中山大学肿瘤防治中心	常务委员
高树庚	中国医学科学院肿瘤医院	主任医师
韩泳涛	四川省肿瘤医院	常务委员
胡振东	江苏省肿瘤医院	青年委员
李　印	河南省肿瘤医院	副主任委员
刘永煜	辽宁省肿瘤医院	委员
毛伟敏	浙江省肿瘤医院	副主任委员
毛友生	中国医学科学院肿瘤医院	秘书长
牟巨伟	中国医学科学院肿瘤医院	主任医师
戎铁华	中山大学肿瘤防治中心	常务副主任委员
邵　康	中国医学科学院肿瘤医院	（副主任医师）
沈　毅	青岛大学医学院附属医院	委员
苏　凯	中国医学科学院肿瘤医院	（主治医师）
薛　奇	中国医学科学院肿瘤医院	青年委员

王　群	上海复旦大学附属中山医院	委员
王绿化	中国医学科学院肿瘤医院	常务委员
肖高明	湖南省肿瘤医院	常务委员
于振涛	天津市肿瘤医院	副主任委员

前　言

食管癌是世界范围内高发恶性肿瘤之一。我国是食管癌发病率最高的国家之一，发病率及死亡率分别位于各类恶性肿瘤的第五位和第四位，无论发病人数还是死亡人数均占全世界一半以上。欧美等国家食管癌病理类型以腺癌为主，而我国95%为鳞癌，因此，我国食管癌有别于西方国家，在发病机制、早诊早治、综合治疗等方面有自己的特点。近30年来食管癌的基础和临床研究逐步深入，也取得了一些进步，在某些地区的发病率有下降趋势，但迄今为止，在规范化诊治和预后等方面仍不能令人满意。

我国食管癌整体防治情况，还存在许多不足，尤其是远期生存一直未能有显著提高。从整体上提高我国食管癌的诊治水平，延长患者生存时间，改善生活质量，是我国从事食管癌工作者的努力方向。为此，食管癌专业委员会组织该领域的全国专家学者齐心协作，于2011年制订并正式出版了适合中国患者的《食管癌规范化诊治指南》（第一版），其根本目的在于规范我国食管癌的诊断和治疗。第一版不仅参考了国外食管癌诊治指南内容和借鉴了国外同行的经验，而且更加注重在全面总结我国目前食管癌治疗现状和经验的基础上，提出了我国食管癌规范化诊治的一系列建议。经过专家组反复讨论，在诸多食管癌诊治方面的问题上形成了共识，对仍有争议的地方进行了总结，并提出了未来研究解决策略，其推荐的诊治标准是依据国内外先进食管癌诊治经验和最新医疗技术水平而制定的，具有重要的临床实用价值，有力推动了我国食管癌整体诊治水平的提高，迄今已发行1.9万册。

目前外科手术切除仍是可切除食管癌的主要治疗方法。近年来，食管癌微创外科治疗技术迅猛发展，技术不断成熟，食管微创手术可减小创伤，减少并发症，改善生活质量，并有提高生存率的趋势。食管微创治疗主要包括食管癌内镜微创治疗和微创外科手术治疗。

为了更全面地反映当今食管癌治疗的现状，尤其是推动我国食管癌微创治疗的快速规范化发展，我们对《食管癌规范化诊治指南》第一版进行了修订，重点增加了食管癌内镜和微创外科治疗的章节，以便能更好地指导食管癌临床工作。

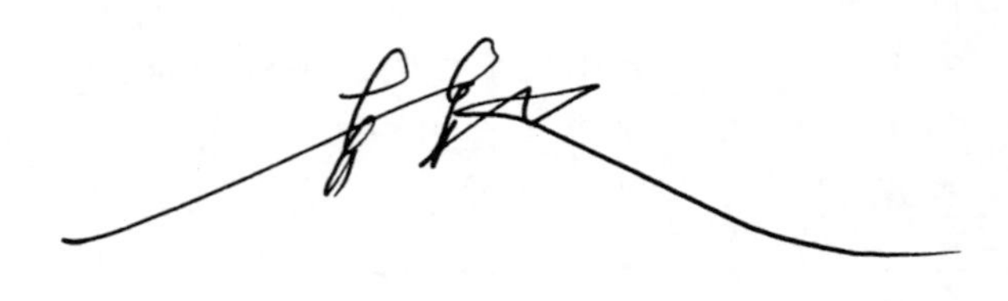

2013年4月

目　录

第一章 总 论

食管癌是全世界高发恶性肿瘤之一，对于民众健康危害严重。自70年代始，食管腺癌的发病率在欧美等西方国家显著上升，目前已超过鳞癌成为食管癌的主要组织学类型。我国食管癌则一直以鳞癌为主，食管腺癌的发病率未见明显增长，这与日本的情况相似[1]。世界卫生组织公布的最新资料显示，2008年度全世界人口67亿人口新发食管癌病例48.2万例，发病率为7.0/10万，位居第九；死亡40.7万，死亡率5.8/10万，居第八。中国大陆13.4亿人口食管癌新发病例25.9万例，发病率为16.7/10万，居各类恶性肿瘤第五位；死亡21.1万例，死亡率为13.4/10万，居第四位。中国食管癌的发病及死亡人数均超出世界一半以上。中国男性食管癌患者17.6万，发病率为22.9/10万；死亡14.4万，死亡率18.7/10万；女性患者8.3万，发病率为10.5/10万，死亡6.7万，死亡率8.2/10万，发病率男性居各类恶性肿瘤第四位，女性为第七位，而死亡率男女均居第四位[2]。

食管癌的发病在我国呈现明显的地区差异，一定地域内的绝对高发与周边地区的相对低发形成鲜明对照，构成我国食管癌最典型的流行病学特征。1998~2002年我国30个肿瘤登记处登记食管癌新病例38339例，死亡30116例。食管癌粗发病率在0.3/10万～115.1/10万之间，世界人口调整发病率在0.3/10万～132.7/10万之间。食管癌粗死亡率在1.3/10万～90.9/10万之间，世界人口调整死亡率在2.7/10万～110.6/10万之间。表明各地的食管癌发病率差异较大。在不少地区尤其是农村，食管癌是严重威胁居民健康的主要恶性肿瘤，应积极开展防治工作[3]。

据国家防癌办第三次肿瘤普查资料，我国食管癌居高不下的现状仍然持续，仅个别区域有所下降。食管癌的高发省份为河北、河南、福建和重庆较高，其次为新疆、江苏、山西、甘肃和安徽[4]。食管癌在太行山脉附近的省份明显高发，河南林州食管癌与贲门癌发病率最高，占当地全部恶性肿瘤的81.4%[5]。从20世纪70年代至21世纪初，河北省食管癌死亡率出现明显下降趋势[6]。河北磁县与河南林州食管癌标化发病率男性从1988年的131.89/10万下降到1997年的100.85/10万，下降1.3倍，年平均下降2.9%。同期女性从102.35/10万下降到66.70/10万，下降1.5倍，年平均下降4.6%[7]。有学者提出随着社会经济的发展，居民营养状况的改善，食管癌的发病率会自然下降，但事实上由于诸如吸烟、饮酒、环境污染等新的危险因素的增加，食管癌的发病率下降非常缓慢[6,8-10]。因此，戒烟酒、减少环境污染、同时加强食管癌的普查力度，争取“三早”，从而有望提高治愈率和生存率[11,12]。

食管癌的发病因素很多，饮酒、吸烟、对食管造成损伤的各类慢性刺激及环境因素是中国食管鳞癌发病的主要原因。遗传因素、食用酸菜和吸烟是河南林州食管癌的最主要高发因素。另外调查表明喜吃烫食、重度饮酒、人均月收入低、体质指数偏低、既往食管病变、不按时就餐、喜食辣食、肿瘤家族史等均可能是增加食管癌患病风险的因素[13,14]。增加蔬菜水果似可降低食管癌的发病，但这种作用仍无法抵消烟酒因素所造成的影响[15]。日本有研究表明常饮咖啡者食管癌等疾病的发病率较低[16]。近年来河南林州市居民体内致癌性亚硝胺和霉菌毒素的暴露水平明显下降；体内维生素 A、B2 水平明显增高，个人行为与社会环境危险因素明显减少、保护因素明显增加[12]。太行山南部食管癌高发区存在环境致癌因素，研究表明通过先期改良饮水、改善营养状态等病因预防措施可能有助于降低发病，减少死亡[17,18]。

美国 NCCN 每年公布各类癌症的防治指南，可惜我国在食管癌方面至今尚无自己的诊治规范。由于中国食管癌在病理组织学类型、发病原因等各方面有别于西方国家，因此照搬国外标准不适合中国食管癌的特色，尽快制定适合中国食管癌特点的诊疗规范是当务之急。

对于食管癌的诊断，目前越来越强调术前准确分期的重要性，严格按照分期选择恰当治疗方案从而获得最佳疗效已经得到学者们的普遍承认。当前我国各地在食管癌诊断方面最大的不足就是术前分期不够准确，有些地方 TNM 分期不全，有些地方分期手段不足，设备受限，造成食管癌后续治疗方案选择的混乱。例如有些患者在术中或术后不久出现远处转移，有些患者的病变本可在腔镜下通过黏膜切除解决却当中晚期对待，均给患者带来严重不良影响。当前临床分期约60%的病例与病理分期不符，是导致长期以来食管癌5年生存率徘徊不前的重要原因。

其次，中国幅员辽阔，各地卫生条件差异很大，势必造成食管癌诊治过程中的诊断标准不统一，治疗方法不规范的情况发生。鉴于我国的特殊国情，在食管癌的诊治方面应当规定准入制度，规定不同级别的医院在诊断治疗方面必须具备基本的标准，有条件的医院进一步开展学术研究，这样才有可能保证治疗质量，提高治疗效果。例如，近年来电视胸腔镜在食管癌的诊治方面应用广泛，进展较快，机器人手术也已在国内个别单位开展。但是，这类手术对术者有较高的要求，只适合在完全掌握开胸手术，具有较多临床经验的单位开展。目前食管癌治疗方面存在的争议较多，包括切口的选择、淋巴结清扫的范围、新辅助治疗与辅助治疗在食管癌综合治疗中的地位等等。关键是目前尚缺少多中心、前瞻性随机对比研究，因而难以得出具有很强说服力的证据。国内同道应加强合作，力争在短期内得到具有循证医学高级别的证据支持，最终为我国食管癌诊治规范的制定提供重要证据。

日本一项研究报道，虽然食管癌的手术切除率较前有所增高，并发症下降，R0切除率也明显提高，但食管癌的总体治疗效果仍然不尽如人意[19]。中国在食管癌防治方面取得的成就让世界瞩目。河南林州食管癌患者 1990 ~ 1994 年、1995 ~ 1999 年、2000 ~ 2004 年 3 个时期的 5 年相对生存率分别为 28. 24% 、35. 24% 和 40. 76% ，呈逐年上升趋势，反映出该地区食管癌的二级预防及临床诊疗水平在不断提高[20]。与国内多家单位相似，中国医学科学院肿瘤医院近年来食管癌切除率最高达 97% ，手术并发症及围术期死亡率均降至历史最低，表明在手术治疗技术方面已经达到很高水平，随着淋巴结清扫范围的更加彻底、管状胃技术的应用等均使食管癌患者的远期生存和生活质量有所提高，然而，总体效果仍难达到令人满意的程度。今后我们面临的最大挑战在于如何提高诊断水平，包括从分子水平选择合适的患者，针对不同患者选择个体化治疗方案，不仅提高远期生存，同时还保证患者有较高的生活质量。

参　考　文　献

1. SHIBATA A，MATSUDA T，AJIKI W，et al. Trend in incidence of adenocarcinoma of the esophagus in Japan，1993 - 2001 [J]. Jpn J Clin Oncol，2008，38（7）:464 - 468.
2. http://globocaniarcfr/factsheets/populations/factsheetasp?uno = 160.
3. 邹小农. 中国部分市县 1998 ~ 2002 年食管癌发病与死亡 [J]. 中国肿瘤，2007，16（3）:142 - 146.
4. 周脉耕，MAI - GENG Z. 2004 - 2005 年中国主要恶性肿瘤死亡的地理分布特点 [J]. 中华预防医学杂志，2010，44（4）:303 - 308.

5. 李健，代丽萍，王立东，等．1987～1997 年间林州市人民医院 6502 例恶性肿瘤分析［J］．肿瘤防治杂志，2000，7（2）：113－115．
6. 贺宇彤．河北省食管癌死亡趋势分析［J］．中国公共卫生，2009，25（2）：104－105．
7. 贺宇彤．河北磁县、河南林县食管癌流行趋势［J］．肿瘤防治研究，2001，28（6）：485－486．
8. 侯浚．磁县 1969～2000 年食管癌死亡动态分析［J］．实用肿瘤学杂志，2002，16（4）：243－247．
9. 林昆，KUN L．广东食管癌高低发区烟酒消费与食管癌的关系［J］．疾病控制杂志，2006，10（1）：5－7．
10. 程兰萍．河南省林州市 1985～2002 年食管癌发病死亡趋势分析［J］．中国肿瘤，2008，17（1）：12－13．
11. 张小刚，ZHANG X－G．食管癌危险因素及预防研究进展［J］．世界华人消化杂志，2009，17（7）：677－680．
12. 杨文献．中国林州市食管癌高发区人群病因学预防效果观察［J］．中国肿瘤，2008，17（7）：548－552．
13. 毛永红．山西省阳泉市表型不一致同胞对的食管癌调查［J］．世界华人消化杂志，2010，18（16）：1708－1713．
14. 杨磊，LEI Y．食管癌危险因素的病例对照研究［J］．肿瘤，2009，29（3）：249－252．
15. YAMAJI T，INOUE M，SASAZUKI S，et al. Fruit and vegetable consumption and squamous cell carcinoma of the esophagus in Japan：the JPHC study［J］. Int J Cancer，2008，123（8）：1935－1940.
16. NAGANUMA T，KURIYAMA S，KAKIZAKI M，et al. Coffee consumption and the risk of oral，pharyngeal，and esophageal cancers in Japan：the Miyagi Cohort Study［J］. Am J Epidemiol，2008，168（12）：1425－1432.
17. 温登瑰，DENGGUI W．食管癌高发区上消化道癌整体高发对病因及预防的启示 [J]. 中国肿瘤临床, 2008, 35 (20): 1150 - 1153.
18. QIAO Y L, DAWSEY S M, KAMANGAR F, et al. Total and cancer mortality after supplementation with vitamins and minerals: follow - up of the Linxian General Population Nutrition Intervention Trial [J]. J Natl Cancer Inst, 2009, 101 (7): 507 - 518.
19. SHIMADA H, SHIRATORI T, OKAZUMI S, et al. Have surgical outcomes of pathologic T4 esophageal squamous cell carcinoma really improved? Analysis of 268 cases during 45 years of experience [J]. J Am Coll Surg, 2008, 206 (1): 48 - 56.
20. 马雅婷, YA - TING M. 河南省林州市食管癌人群现时生存分析 [J]. 中华预防医学杂志, 2009, 43 (12): 1100 - 1103.

第二章　食管癌的诊断与鉴别诊断

第一节　临床表现

早期食管癌的症状往往不明显，易被患者忽略，这也是早期食管癌较难发现的主要原因。早期症状主要有：胸骨后不适、吞咽时轻度哽噎感、异物感、闷胀感、烧灼感、食管腔内轻度疼痛、或进食后食物停滞感等。上述症状可间断或反复出现，也可持续长达数年。

进展期食管癌因肿瘤生长浸润造成管腔狭窄而出现食管癌的典型症状，可表现为：①进行性吞咽困难；②胸骨后疼痛；③呕吐；④贫血、体重下降。

晚期食管癌的症状与肿瘤压迫、浸润周围组织器官或远处转移有关。①压迫气管可引起刺激性咳嗽和呼吸困难，发生食管气管瘘时可出现进食呛咳、发热、脓臭痰等，产生肺炎或肺脓肿；②侵犯喉返神经可引起声音嘶哑；③侵犯膈神经可致膈神经麻痹，产生呼吸困难和膈肌反常运动；④肿瘤溃破或侵犯大血管可引起纵隔感染和致命性的大呕血；⑤肿瘤远处转移可引起肝肿大、黄疸、腹块、腹腔积液、骨骼疼痛、皮下结节等表现；⑥恶病质，表现为极度消瘦和衰竭。

第二节 诊断方法

一、实验室检查

1. 血液生化检查

目前尚无针对食管癌的特异性血液生化检查。食管癌患者若出现血液碱性磷酸酶、谷草转氨酶、乳酸脱氢酶或胆红素升高需考虑肝转移；血液碱性磷酸酶或血钙升高需考虑骨转移。

2. 血清肿瘤标志物检查

血清癌胚抗原（carcinoembryonic antigen，CEA）、鳞癌相关抗原（squamous cell carcinoma related antigen，SCC）、组织多肽抗原（tissue polypeptide antigen，TPA）、细胞角质素片段19（cytokeratin fragment，cyfra21-1）等，可用于食管癌的辅助诊断、疗效检测，但尚不能用于食管癌的早期诊断。

二、辅助检查

1. 影像学检查

（1）食管造影检查：食管、胃钡餐造影X线透视或摄片检查是诊断食管癌和胃食管交界部肿瘤最常用的方法，病变部位的黏膜改变是观察的重点，可以确定癌灶的部位和长度。早期食管癌常见的X线征象：①黏膜皱褶虚线状中断、迂曲、增粗或排列紊乱；②小溃疡龛影；③小充盈缺损；④局限性管壁僵硬或钡剂滞留。中晚期食管癌的X线表现较为典型：①管腔不规则改变伴充盈缺损，黏膜皱襞消失、中断、排列紊乱与破坏；②食管壁僵硬、管腔狭窄；③溃疡龛影；④病变段食管周围软组织块影；⑤巨大充盈缺损和管腔增宽；⑥病变段以上食管扩张。气钡双重造影对比检查对发现早期细小病变较为敏感（Ueyama 等，1998），并有助于提高食管胃连接部腺癌的诊断准确率。当肿瘤浸润至食管外组织时，X 线钡剂造影可见食管纵轴的改变。正常情况下食管仅在主动脉弓水平和左主支气管水平有 2 个主要的压迹，其他食管成光滑的直线。Akiyama（1994）发现若肿瘤侵犯食管外膜，74% 可表现为食管扭曲、成角或其他异常，这一征象较以往单凭肿瘤长度判断能否切除更具临床价值。

（2）CT 检查：颈、胸、腹部增强 CT 应作为食管癌术前的常规检查，主要用于食管癌临床分期、可切除性评价、手术径路的选择和术后随访。在评价肿瘤局部生长情况、显示肿瘤外侵范围及其与邻近结构的关系和纵隔或腹腔淋巴结转移上具有优越性，但对于病变局限于黏膜的早期食管癌诊断价值不高。CT 能提供的有意义的影像包括：①气管、支气管受侵：表现为气管或左主支气管与食管之间的脂肪层消失，支气管受挤移位，其后壁受压凸向管腔呈不规则状；②食管旁、贲门旁或胃左动脉腹腔动脉旁淋巴结转移：肿大淋巴结直径≥1cm 或短径/长径≥0.5；③心包或主动脉可疑受侵：食管病变与心包及主动脉间脂肪间隙消失，食管病变包绕主动脉圆周角度大于 90°；④肺内或肝转移：肺内出现结节影或肝内出现边缘强化的低密度区。CT 在判断肝、肺等远处转移方面较B超、胸部平片更为准确，准确率约为63%，敏感度为46%，特异性为73%。其判断食管癌T分期的准确率较低，敏感度仅为0～67%，特异性为71%～100%，将近40%的患者术前T分期被低估，俯卧位行CT检查可相对提高准确率。CT判断N分期的准确率低于内镜超声，评判胸部淋巴结转移的敏感度仅27%，特异性74%，阳性预测值15%；评判腹部淋巴结转移的敏感度24%，特异性94%，阳性预测值为71%。仅当管腔狭窄明显以至内镜无法通过时，CT才能显示一定的优越性（Lowe等，2005；Kato等，2005；Sihvo等，2004；Wakelin等，2002）。

（3）超声检查：可用于发现腹部重要器官及腹腔淋巴结有无转移，也用于颈深部淋巴结的检查。必要时可结合超声定位下淋巴结穿刺获取细胞学或组织学诊断。

（4）MRI：可在冠状面和矢状面成像，因此在判断肿瘤长度方面有一定价值，可为放疗定位提供信息，还可用于明确肿瘤和气管隆突、左肺动脉及降主动脉的关系（Wu等，2003）。由于心脏大血管搏动和呼吸运动容易产生伪影而影响对食管的观察，MRI一般不作为食管病变的首选或常规检查。

（5）PET-CT：在评价食管癌远处转移、发现早期食管癌和评估放化疗的效果方面优于普通CT。PET-CT对于N分期的准确率可达90%，敏感性96%，特异性81%；M分期的准确率为84%，敏感性78%，特异性93%（Kato等，2002）。食管癌患者接受放化疗的14天内，18F-FDG的摄取值减少35%以上者往往提示治疗有效，其敏感性为93%，特异性为95%（Benz，2009）。当新辅助治疗后SUV值降低超过60%时，2年生存率可达68%，否则2年生存率仅为38%（Bidaut，2004）。在评价肿瘤可切除性方面，CT的准确率为65%，PET为88%，两者联合应用可达92%。与超声内镜下的细针穿刺相比，PET-CT对于新辅助治疗后的淋巴结的再次评估更为准确（Cerfolio等，2009）。目前，关于PET-CT在食管癌诊断中的应用，多数数据来自西方国家以腺癌为主的病例报道，对以鳞癌为主的病例尚缺乏系统研究。因此，有条件的三级医院可开展MRI和PET-CT检查，并纳入相应的临床研究。

2. 细胞、组织病理学检查

（1）食管拉网细胞学检查：可作为高发区大面积普查监测的首选方法，阳性病例仍需接受纤维食管镜检查进一步定性和定位。对食管癌出血或有出血倾向，或伴有食管静脉曲张者应禁忌此项检查；对食管癌有深溃疡、放射治疗后、全身状况衰弱、严重高血压或心脏病以及晚期妊娠者则应慎行。狭窄梗阻严重，不能通过脱落细胞采集器的患者不宜此项检查。该方法在我国应用至今已有40余年，但其敏感性较内镜筛查低50%，且患者的依从性较差，故近年来已逐渐弃用，改用内镜筛查高危人群。

（2）纤维胃（食管）镜检查：是食管癌诊断中常规且必不可少的，现已逐渐成为具有吞咽困难症状患者的首选检查手段，其与CT检查相结合是诊断食管癌较为理想的方法，对于食管癌的定性定位诊断和手术方案的选择有重要作用。纤维胃镜可在直视下观察腔内肿瘤大小、解剖定位并获取必要的病理诊断，而且，术中需要代替食管的重要脏器——胃的可用性也需要内镜评估。早期食管癌镜下所见包括：①局限性黏膜糜烂；②黏膜粗糙呈小颗粒感；③边界不清的局部黏膜充血；④小结节；⑤小溃疡；⑥小斑块。90%的肿瘤可被胃镜发现，一些上消化道钡餐检查漏诊的微小病变也可被胃镜检出。通过胃镜下行局部 Lugol's 碘化液染色可进一步提高胃镜的阳性检出率。中晚期食管癌的内镜下所见比较明确且容易辨认，主要表现为结节状或菜花样肿物，黏膜充血水肿、糜烂或苍白僵硬，触之易出血，可见溃疡，部分有不同程度的管腔狭窄。活检时应该避开坏死组织，从肿瘤边缘提取活检组织，从而提高诊断率。目前建议通过内镜来早期诊断、治疗和随访食管癌，而不再只是建议对食管脱落细胞学检查阳性、X 线检查阴性或难于肯定诊断的早期食管癌病例作食管镜检查。

（3）食管内镜超声（endoscopic ultrasound, EUS）：是评价食管癌临床分期最重要的检查手段，对 T 和 N 分期的准确性优于 CT 检查，有条件的医院应积极开展。EUS 将食管壁分为黏膜层、黏膜肌层、黏膜下层、肌层和外膜，在准确判断食管癌外侵程度方面有其优势（Choi，2010）。一项 Meta 分析综合了 49 项研究提示 EUS 判断 T 分期 T_1 的敏感性为 81.6%，特异性达 99.4%，T_4 的敏感性为 92.4%，特异性达97.4%（Puli，2008）；EUS引导下细针穿刺（fine needle aspiration，FNA）淋巴结活检可进一步提高N分期的准确率，灵敏度为92%，特异性为93%（Vazquez等，2004）。内镜超声在评估腹腔淋巴结是否转移方面也具有优势，准确率达95%，敏感度为83%，特异性为98%，阳性预测值为91%，阴性预测值为97%（Catalano等，1999）。此外，内镜超声在判断食管癌的化疗效果及吻合口或食管床复发方面亦有价值。

（4）色素内镜：主要用于高发区高危人群食管癌的筛查，可进一步提高食管镜的阳性检出率，有碘染色法、亚甲蓝染色法。碘染色内镜诊断早期食管癌和（或）食管不典型增生的敏感性为89.8%～100%。有条件单位在常规食管镜检查时可以试行食管黏膜碘染色+内镜活检以发现除明显中晚期病变之外的早期食管黏膜癌变灶，以减少术后复发概率。

（5）支气管镜检查：对于癌变位于隆突以上的食管癌拟手术病例，应行支气管镜检查以明确气管、支气管有无受侵。如未侵透膜部支气管镜检查可以表现为假阴性，食管超声内镜判断膜部是否受侵可能更准确。

（6）锁骨上淋巴结活检：如锁骨上或颈部淋巴结肿大，可行穿刺或切取活检，以确定有无转移。

（7）胸腔镜、腹腔镜和纵隔镜检查：目前许多学者认为胸腔镜、腹腔镜和纵隔镜是评估食管癌分期的有效方法，与无创伤性检查比较，可以更加准确的判断食管癌局部侵犯、淋巴结以及远处转移情况。腹腔镜检查是判断食管癌腹腔转移的有效方法，其敏感性可达96%。除此之外，胸腔镜和腹腔镜还可以用来判断进展型食管癌患者新辅助治疗的效果。

3. 影像技术的联合

前述检查方法各有利弊，将两项甚至多项联合运用以期互补，有助于外科医生更全面的诊断，包括病理诊断，术前分期以及判断肿瘤的可切除性。EUS联合CT可以对食管癌治疗前分期进行较完整评估，以利外科医师的判断，且EUS与CT的检查费用低于PET，所以EUS联合CT检查不失为一个较经济且准确率高的综合互补检查方法（Noble等和Williams等，2009）。EUS联合PET-CT检查，综合了目前对局部病灶、区域淋巴结、远处转移诊断的解剖成像及分子影像最先进的方法，理论上是食管癌分期诊断最准确的。EUS在临床T分期及对肿瘤局部淋巴结转移的判断上优于PET-CT，PET-CT在对食管癌的远处转移判断上有优势（Walker等，2010）。然该联合检查费用昂贵，限制了临床的广泛运用。

第三节　食管分段和食管癌分类

一、食管的分段

2009年第7版食管癌TNM分期法将食管的分段定义如下：①颈段食管：上自下咽，下达胸廓入口即胸骨上切迹水平。周围毗邻气管、颈血管鞘和脊椎。内镜下测量距上切牙15～20cm；②胸上段食管：

上起胸廓入口，下至奇静脉弓下缘（即肺门水平之上）。其前面毗邻气管、主动脉弓的三个分支及头臂静脉，后面毗邻脊椎。内镜下测量距上切牙20～25cm；③胸中段食管：上起奇静脉弓下缘，下至下肺静脉下缘（即肺门水平之间）。其前方夹在两肺门之间，左侧与胸降主动脉为邻，后方毗邻脊椎，右侧游离直接与胸膜相贴。内镜下测量距上切牙25～30cm；④胸下段食管：上起下肺静脉下缘，下至食管交界处。内镜下测量距上切牙30～40cm。

为了便于将起源于远端食管和贲门部的肿瘤进行分类，国际抗癌联盟（UICC）作出明确规定：凡肿瘤中心位于食管下段、食管胃交界处或胃近端5cm内但已侵犯食管下段或食管胃交界处，则分类为食管癌；胃近端5cm内发生的腺癌但未侵犯食管胃交界处者分类为胃癌。

二、食管癌的大体分型和病理分类

食管癌的发展过程中，形态学有明显的改变，根据原发肿瘤大体标本的外观形态，可将食管癌分为早期和晚期两大类。早期食管癌：包括隐匿型、糜烂型、斑块型和乳头型。晚期食管癌：包括髓质型、蕈伞型、溃疡型、缩窄型和腔内型。

食管肿瘤的组织学分类：根据2000年WHO的组织学分类，食管恶性肿瘤包括：食管上皮来源的癌与非上皮组织来源的肉瘤两大类（详见下表）。食管癌高发区鳞癌最常见，我国和日本高达95%以上；食管癌非高发区腺癌最常见，如北美洲和许多西欧国家，20世纪70年代鳞癌占70%左右，目前腺癌占

50% 以上。

癌
鳞状细胞癌
疣状（鳞状细胞）癌
基底鳞状细胞癌
梭状细胞（鳞状细胞）癌
腺癌
腺鳞癌
黏液表皮样癌
腺样囊性癌
小细胞癌
未分化癌
类癌
非上皮性恶性肿瘤
平滑肌肉瘤
横纹肌肉瘤
恶性黑色素瘤
卡波济肉瘤
其他肿瘤

第四节　分期

详见第三章

第五节　诊断和鉴别诊断

一、低级别诊断

根据患者的临床症状和体征，影像学检查符合下列之一即可作为临床诊断：

1. 食管造影发现食管黏膜局限性增粗、局部管壁僵硬、充盈缺损或龛影等表现。

2. 胸部 CT 检查发现食管管壁的环形增厚或不规则增厚。

临床诊断食管癌病例必须经组织病理学检查确诊。仅有临床诊断而未经病理学检查确诊者不宜做放化疗，也不提倡进行试验性放化疗。

二、高级别诊断

根据临床症状、体征及影像学检查，细胞学或组织病理学检查符合下列之一者可诊断为食管癌。

1. 纤维食管镜检查刷片细胞学或活检阳性。

2. 临床诊断为食管癌，食管外病变（锁骨上淋巴结、皮肤结节）经活检或细胞学检查明确诊断者。

三、鉴别诊断

1. 食管良性狭窄

食管化学性烧伤、反流性食管炎或其他炎症性病变引起的食管瘢痕狭窄。化学性烧伤以儿童及年轻人较多，一般有误服强酸或强碱的历史。偶尔也见于自杀或精神异常患者主动口服化学性物质。反流性食管炎等原因引起的食管狭窄一般位于食管下段，常伴有食管裂孔疝或先天性短食管。鉴别主要靠食管镜及活检。

2. 食管功能障碍性疾病

最常见的为贲门失弛缓症。主要症状为反复、间歇发作的吞咽困难，病程长。病人平均年龄一般较轻，食管造影往往有典型表现。需要注意的是该类疾病有合并食管癌的可能，胃镜（食管镜）检查有助鉴别。

3. 食管憩室

食管中段的憩室常有吞咽障碍、胸骨后疼痛等症状，而吞咽困难较少。食管憩室有发生癌变的机会，因此在诊断食管憩室的时候应避免漏诊。

4. 食管结核

少见，可有吞咽困难，影像学表现为食管黏膜破坏，鉴别主要靠食管镜及活检。

5. 食管其他肿瘤

以平滑肌瘤常见，一般症状较轻，X 线检查表现为“涂抹征”，进一步鉴别主要依靠食管镜检查和超声内镜检查（EUS），一般不取活检。食管其他恶性肿瘤如食管肉瘤、食管黑色素瘤等，临床表现不易与食管癌鉴别，鉴别诊断依靠 X 线检查和食管镜检查。

参 考 文 献

1. Ueyama T, Kawamoto K, Yamada Y, et al. Early esophageal carcinoma. Evaluation of the depth of invasion based on double-contrast esophagography. Acta Radiol, 1998, 39 (2): 133-137.

2. Akiyama H, Tsurumaru M, Udagawa H, et al. Radical lymph node dissection for cancer of the thoracic esophagus. Ann Surg, 1994, 220 (3):364 -72; discussion 372 -373.
3. Lowe VJ, Booya F, Fletcher JG, et al. Comparison of positron emission tomography, computed tomography, and endoscopic ultrasound in the initial staging of patients with esophageal cancer. Molecular Imaging & Biology, 2005, 7 (6): 422 -430.
4. Kato H, Miyazaki T, Nakajima M, et al. The incremental effect of positron emission tomography on diagnostic accuracy in the initial staging of esophageal carcinoma. Cancer, 2005, 103 (1): 148 -156.
5. Shivo EI, Rasanen JV, Knuuti MJ, et al. Adenocarcinoma of the esophagus and the esophagogastric junction emission tomography improves staging and prediction of survival in distant but not in locoregional disease. Journal of Gastrointestinal Surgery, 2004, 8 (8):988 -996.
6. Wakelin SJ, Deans C, Crofts TJ, et al. A comparison of computerized tomography, laparoscopic ultrasound and endoscopic ultrasound in the preoperative staging of oesophago - gastric carcinoma. European Journal of Radiology, 2002, 41 (2): 161 -167.
7. Wu LF, Wang BZ, Feng JL, et al. Preoperative TN staging of esophageal cancer: comparison of miniprobe ultrasonography, spiral CT and MRI. World J Gastroenterol, 2003, 9 (2):219 -224.
8. Kato H, Kuwano H, Nakajima M, et al. Comparison between positron emission tomography and computed tomography in the use of the assessment of esophageal carcinoma. Cancer, 2002, 94 (4):921 -928.

9. Benz MR, Czemin J, Allen – Auerbach MS, et al. FDG – PET/CT imaging predicts histopathologic treatment responses after the initial cycle of neoadjuvant chemotherapy in high – grade soft – tissue sarcomas. Clin Cancer Res, 2009, 15 (8): 2856 – 2863.
10. Bidaut L, Akhurst T, Downey RJ. Advanced imaging including PET/CT for cardiothoracic surgery. Semin Thorac Cardiovasc Surg, 2004, 16 (3): 272 – 282.
11. Cerfolio RJ, Bryant AS, Ohja B, et al. The accuracy of endoscopic ultrasonography with fine – needle aspiration, integrated positron emission tomography with computed tomography, and computed tomography in restaging patients with esophageal cancer after neoadjuvant chemoradiotherapy. J Thorac Cardiovasc Surg, 2005, 129 (6): 1232 – 1241.
12. Choi J, Kim SG, Kim JS, et al. Comparison of endoscopic ultrasonography (EUS), positron emission tomography (PET), and computed tomography (CT) in the preoperative locoregional staging of resectable esophageal cancer. Surg Endosc, 2010, 24 (6): 1380 – 1386.
13. Puli SR, Reddy JB, Bechtold ML, et al. Staging accuracy of esophageal cancer by endoscopic ultrasound: A meta – analysis and systematic review. World J Gastroenterol, 2008, 14 (10): 1479 – 1490.
14. Vazquez – Sequeiros E, Wiersema MJ. EUS FNA staging of esophageal cancer. Gastroenterology, 2004, 126 (5): 1499 – 1500.
15. Catalano MF, Alcocer E, Chak A, et al. Evaluation of metastatic celiac axis lymph nodes in patients with esophageal carcinoma: accuracy of EUS. Gastrointest Endosc, 1999, 50 (3): 352 – 356.

16. Noble F, Bailey D, Tung K, et al. Impact of integrated PET/CT in the staging of oesophageal cancer: A UK population-based cohort study. Clin Radiol, 2009, 64 (7):699-705.

17. Williams RN, Ubhi SS, Sutton CD, et al. The Early Use of PET-CT alters the management of patients with esophageal cancer. J Gastrointest Surg, 2009, 13 (5):868-873.

18. Walker AJ, Spier BJ, Perlman SB. Integrated PET/CT fusion imaging and endoscopic ultrasound in the pre-operative staging and evaluation of esophageal cancer. Mol Imaging Biol, 2010, [Epub ahead of print].

第三章　食管癌治疗前临床分期

美国癌症联合会（AJCC）与国际抗癌联盟（UICC）共同制定的恶性肿瘤 TNM 分期系统是目前世界上最广泛运用的肿瘤分期标准，其目的在于了解疾病所处的病程、根据病程制定治疗计划、判断患者的预后、判断疗效，也是不同单位之间比较、交换信息的基础。其中，根据手术切除标本确定的病理分期 pTNM 是肿瘤分期的“金标准”。而临床分期 cTNM 是在治疗前通过有创或无创的方法获取的所有的临床信息进行的分期。对食管癌的术前分期主要是确定病变范围、有无远处脏器转移、淋巴结受累及周围组织局部侵犯，准确的术前分期将有助于选择合理的治疗方案，早期食管癌病人可接受根治性外科手术，晚期食管癌病人可进行姑息性外科手术或单纯放、化疗，同时可对不同治疗方案的疗效进行对比观察。

食管钡餐检查及食管镜检查，能对食管癌患者做出初步的大体形态学描述及准确的病理学诊断，被认为是食管癌最基本的检查诊断方法，但仅能对食管腔内病变情况作出良好的评价，而不能对食管腔外侵犯情况做出准确的评估。而要准确了解肿瘤的浸润深度、区域淋巴结的转移情况及可能的远处转移，就必须借助于计算机断层（CT），磁共振（MRI）、食管内镜超声（EUS）和正电子发射断层（PET）等非侵入性影像学手段以及支气管镜、胸腔镜、纵隔镜和腹腔镜等微创侵入性手段进行较为准确的 cTNM 分期（详见第二章食管癌的诊断方法）。

新版国际食管癌 TNM 分期标准（2009 年第 7 版）

TNM 分期标准，包含了 3 个关键指标：T 指原发肿瘤的大小，N 指区域淋巴结的受累情况，M 指远处转移的情况。而新的第 7 版 TNM 分期标准又增加了癌细胞分化程度（G）和癌细胞组织类型（H）两个分期因素，现介绍如下：

原发肿瘤（primary tumor，T）定义：

T_x：原发肿瘤不能确定。

T_0：无原发肿瘤证据。

T_{is}：重度不典型增生。

T_1：肿瘤侵犯黏膜固有层、黏膜肌层，或黏膜下层。

T_{1a}：肿瘤侵犯黏膜固有层或黏膜肌层。

T_{1b}：肿瘤侵犯黏膜下层。

T_2：肿瘤侵犯食管肌层。

T_3：肿瘤侵犯食管纤维膜。

T_4：肿瘤侵犯食管周围结构。

T_{4a}：肿瘤侵犯胸膜、心包或膈肌（可手术切除）。

T_{4b}：肿瘤侵犯其他邻近结构如主动脉、椎体、气管等（不能手术切除）。

区域淋巴结转移（regional lymph nodes，N）定义：

N_x：区域淋巴结转移不能确定。

N_0：无区域淋巴结转移。

N_1：1～2 枚区域淋巴结转移。

N_2：3～6 枚区域淋巴结转移。

N_3：≥7 枚区域淋巴结转移。

注：必须将转移淋巴结数目与清扫淋巴结总数一并记录

远处转移（distant metastasis，M）定义：

M_0：无远处转移。

M_1：有远处转移。

肿瘤分化程度（grade of differentiation，G）定义：

G_x：分化程度不能确定——按 G_1 分期。

G_1：高分化癌。

G_2：中分化癌。

G_3：低分化癌。

G_4：未分化癌——按 G_3 分期。

肿瘤细胞类型（histologic type，H）定义：

H_1：鳞状细胞癌。

H_2：腺癌。

新版食管癌分期标准根据细胞类型分为鳞癌和腺癌两个 TNM 系统（表 3-1，表 3-2）：

表 3-1　第 7 版食管癌 TNM 分期：鳞状细胞癌（包括其他非腺癌类型）

分期	T	N	M	G	部位 *
0	is（HGD）	0	0	1，X	Any
Ⅰ$_{\mathrm{A}}$	1	0	0	1，X	Any
Ⅰ$_{\mathrm{B}}$	1	0	0	2－3	Any
	2～3	0	0	1，X	下段，X
Ⅱ$_{\mathrm{A}}$	2～3	0	0	1，X	中、上段
	2～3	0	0	2～3	下段，X
Ⅱ$_{\mathrm{B}}$	2～3	0	0	2～3	中、上段
	1～2	1	0	Any	Any
Ⅲ$_{\mathrm{A}}$	1～2	2	0	Any	Any
	3	1	0	Any	Any
	4a	0	0	Any	Any
Ⅲ$_{\mathrm{B}}$	3	2	0	Any	Any
Ⅲ$_{\mathrm{C}}$	4a	1～2	0	Any	Any
	4b	Any	0	Any	Any
	Any	3	0	Any	Any
Ⅳ	Any	Any	1	Any	Any

*：肿瘤部位按肿瘤上缘在食管的位置界定，X 指未记载肿瘤部位。

表 3-2　第 7 版食管癌 TNM 分期：腺癌

分期	T	N	M	G
0	is（HGD）	0	0	1，X
Ⅰ$_A$	1	0	0	1～2，X
Ⅰ$_B$	1	0	0	3
	2	0	0	1～2，X
Ⅱ$_A$	2	0	0	3
Ⅱ$_B$	3	0	0	Any
	1～2	1	0	Any
Ⅲ$_A$	1～2	2	0	Any
	3	1	0	Any
	4a	0	0	Any
Ⅲ$_B$	3	2	0	Any
Ⅲ$_C$	4a	1～2	0	Any
	4b	Any	0	Any
	Any	3	0	Any
Ⅳ	Any	Any	1	Any

食管癌的区域淋巴结分组与编码：

新版 TNM 分期标准对食管癌的区域淋巴结进行了定义、分组（共 20 组）与统一编码，以避免记载误差，有利于分析比较及规范清扫范围。食管癌的区域淋巴结包括自颈部食管周围一直到腹腔干淋巴结，并且，在食管癌进行放疗时，射野可以不受这个区域限制（表 3-3）。

表 3-3　食管癌的区域淋巴结名称与编码

编码	名称	部位描述
1	锁骨上淋巴结	位于胸骨切迹上与锁骨上
2R	右上气管旁淋巴结	位于气管与无名动脉根部交角与肺尖之间
2L	左上气管旁淋巴结	位于主动脉弓顶与肺尖之间
3P	后纵隔淋巴结	位于气管分叉之上，也称上段食管旁淋巴结
4R	右下气管旁淋巴结	位于气管与无名动脉根部交角与奇静脉头端之间
4L	左下气管旁淋巴结	位于主动脉弓顶与隆突之间
5	主肺动脉窗淋巴结	位于主动脉弓下、主动脉旁及动脉导管侧面
6	前纵隔淋巴结	位于升主动脉和无名动脉前方
7	隆突下淋巴结	位于气管分叉的根部
8M	中段食管旁淋巴结	位于气管隆突至下肺静脉根部之间
8L	下段食管旁淋巴结	位于下肺静脉根部与食管胃交界之间
9	下肺韧带淋巴结	位于下肺韧带内
10R	右气管支气管淋巴结	位于奇静脉头端与右上叶支气管起始部之间
10L	左气管支气管淋巴结	位于隆突与左上叶支气管起始部之间
15	膈肌淋巴结	位于膈肌膨隆面与膈脚之间（膈上）
16	贲门周围淋巴结	位于胃食管交界周围的淋巴结（膈下）
17	胃左淋巴结	位于胃左动脉走行区
18	肝总淋巴结	位于肝总动脉走行区
19	脾淋巴结	位于脾动脉走行区
20	腹腔淋巴结	位于腹腔动脉周围

注：11－肺叶间淋巴结，12－肺叶淋巴结；13－肺段淋巴结；14－肺次段淋巴结不属于食管癌引流淋巴结，本表未列出。

关于食管癌交界癌的定义及 TNM 分期

本次新版的食管癌 TNM 标准还有一个显著特点，就是对以往悬而未决的食管胃交界区的肿瘤进行定义及规定 TNM 分期，更值得注意的是，本期标准食管癌 TNM 分期与胃癌 TNM 分期均包含了食管胃交界癌的定义及分期且内容完全一致，简述如下：

食管胃交界区指食管胃解剖交界线（esophagogastric junction，EGJ）上方 5cm 的远端食管和 EGJ 下方 5cm 的近端胃的解剖区域（注：EGJ 不是鳞－柱状上皮的交界线即所谓的 Z 线，而是指食管与胃的解剖交界线）。这个区域发生的癌以往是根据接诊医生的专业不同有时按食管癌有时按胃癌治疗。本次分期规定：凡①肿瘤位于 EGJ 上方或②侵犯 EGJ 的肿瘤均按食管下段腺癌进行 TNM 分期，而肿瘤发生于 EGJ 下方 5cm 内的近端胃但未侵犯 EGJ 则称为贲门癌，需按胃癌进行 TNM 分期。既往对此部位肿瘤采用的 Siewert 分型（Ⅰ型、Ⅱ型、Ⅲ型）既不实用也无预后判断价值，本版 TNM 分期标准不再使用。

参 考 文 献

1. Edge SB，Byrd DR，Compton CC，et al. eds. AJCC Cancer Staging Manual. 7th ed. New York：Springer，2009.
2. Lowe VJ，Booya F，Fletcher JG，et al. Comparison of positron emission tomography，computed tomography，and endoscopic ultrasound in the initial staging of patients with esophageal cancer. Mol Imaging Biol，2005，7（6）：422－430.
3. Kato H，Miyazaki T，Nakajima M，et al. The incremental

effect of positron emission tomography on diagnostic accuracy in the initial staging of esophageal carcinoma. Cancer, 2005, 103 (1): 148 – 156.

4. Choi J, Kim SG, Kim JS, et al. Comparison of endoscopic ultrasonography (EUS), positron emission tomography (PET), and computed tomography (CT) in the preoperative locoregional staging of resectable esophageal cancer. Surg Endosc, 2010, 24 (6): 1380 – 1386.
5. Pech O, Gunter E, Dusemund F, et al. Accuracy of endoscopic ultrasound in preoperative staging of esophageal cancer: results from a referral center for early esophageal cancer. Endoscopy, 2010, 42 (6): 456 – 461.
6. Walker AJ, Spier BJ, Perlman SB, et al. Integrated PET/CT fusion imaging and endoscopic ultrasound in the pre – operative staging and evaluation of esophageal cancer. Mol Imaging Biol, 2010, 12 (Online First, DOI: 10.1007/s11307 – 010 – 0306 – 0).
7. Luketich JD, Meehan M, Nguyen NT, et al. Minimally invasive surgical staging for esophageal cancer. Surg Endosc, 2000, 14 (8): 700 – 702.

第四章　食管癌病人术前风险评估

一、食管癌病人术前检查与风险评估的关系：

术前详细检查是风险评估的基础，因此，没有详尽的术前检查就不可能有适当的术前风险评估。食管癌病人术前检查包括：实验室常规检查和血液生化检查；影像学检查；内镜检查；心肺功能检查等几大类。其主要目的是了解病人食管癌的病情和心、肺、肝、脑、肾等器官的功能状况，对病人的食管癌病变进行分期评估和手术风险评估。食管癌的检查方法与应用详见第二章：食管癌的断与鉴别诊断。

二、食管癌病人术前风险评估

食管癌病人术前风险评估是手术前的重要一环，没有良好的风险评估，便没有顺利的围手术期康复过程。食管癌病人在经过前述的检查与分期评估后，基本可以确定病人是否有手术适应证，但病人能否耐受手术，仍需要进一步全方位对病人的心、肺、肝、脑、肾等重要器官功能状况、营养状况和出凝血功能状况进行评估。

风险评估应从病人的既往病史开始，如病人有以下病史：慢性呼吸道疾病史（老慢支，肺气肿，肺心病，哮喘等）；心脏病史（3 个月内心绞痛，6

个月内心梗，既往心衰史，严重心律失常史)；慢性肝炎肝硬化史；肾炎病史，各种原因导致肾功能不全病史等；3 个月脑出血或脑梗死病史；严重高血压；糖尿病史；严重胸部外伤史；胸膜炎病史；开胸手术史；胸部放化疗史等，病人有上述病史或合并上述疾病，则需更加关注病人的心肺功能评估结果。另外食管癌病人还需要特别关注病人的进食状况和体重减轻的严重程度。

1．心血管疾病风险评估

心功能的评价手段有主观症状、体征、静态心电图，平板运动心电图，运动心肺功能试验（附加十二导联心电图)，超声心动图，放射性核素心室造影，MRI（磁共振检查)，心导管心室造影等。冠心病患者心功能的全面评估应从患者的病史和日常生活活动状况开始评估，如果患者的心功能属于Ⅰ～Ⅱ级，一般的日常活动后不出现心绞痛，这类患者一般能耐受手术。如果患者日常活动后出现可疑心绞痛症状或心功能不属于Ⅰ/Ⅱ级，则需要进一步做上述检查以明确病情严重程度。重者则需要做冠状动脉造影评估是否需要放置冠状动脉支架或冠状动脉旁路移植手术后再择期手术。如病人近期有心肌梗死病史，一般应选择在 3～6 个月后手术治疗比较安全。相对紧急的手术也至少选择在 4～6 周后进行，否则风险很大。下列患者术后出现心肌梗死的风险较大：新近（4 周内）出现的心绞痛或发作频繁或持续时间较长；既往有多次心肌梗死或左心衰竭史；检查发现心胸比例 >0.55；左室射血分数 <0.4。这

些患者需要进一步的检查评估和内科治疗；或放置冠状动脉支架或冠状动脉旁路移植手术后再择期手术。一般冠状动脉旁路移植手术后一个月并恢复日常活动后手术风险较少。

高血压分为轻、中、重3种情况，轻度高血压（140～159/90～99mmHg）；中度高血压（160～179/100～109mmHg）；重度高血压（≥180/110 mmHg）. 轻中度高血压在药物的治疗后能将血压控制在正常范围内，不伴有心、脑、肝、肾等器官的器质性病变的患者手术风险较少。重度高血压伴有心、脑、肝、肾等器官的器质性病变者（如眼底血管硬化，肾功能损害，肝硬化，脑出血等），术中术后出现心脑血管并发症的风险较大。

对于瓣膜性心脏病术前要通过病史和心功能评价来判断手术风险，病史长、伴有心律失常、既往有心衰史者，手术后出现心衰、心内膜炎、心律失常和血栓的风险较大。一般术前心功能属于Ⅰ～Ⅱ级，可完成一般的日常活动者估计可耐受手术治疗。其他较重的患者则需要进一步检查和内科治疗后再评估能否手术治疗。严重心律失常者需要恰当处理以减少手术风险：严重窦性心动过速（心率>160次/分）需纠正其潜在的病因（如缺氧、心衰等）。Ⅱ度Ⅱ型或Ⅲ度房室传导阻滞、三束支阻滞、病窦综合征和有阿-斯综合征病症者，术前宜置放临时心脏起搏器。严重室上性和室性心律失常（每分钟超过5次以上），术前需应用药物予以控制以减少手术风险。阵发性心律失常导致心室率超过160次/分或心房颤动导致心室率 >100 次/分会导致心室充盈和排空状况不佳，从而导致心功能下降，因此，也需要及时处理控制心室率在 80 ~ 100 次/分为宜。

2. 呼吸道疾病风险评估

呼吸道疾病风险评估也要从询问病史开始，主要包括既往有无慢性呼吸道疾病史如哮喘，慢性支气管炎、肺气肿、肺心病、肺结核、胸膜炎等；胸部外伤手术史；放化疗史等。然后，通过查体检查病人有无桶状胸，胸廓畸形，脊柱畸形，胸部外伤和手术瘢痕等，再结合病人的日常活动状况、胸片、CT 检查及肺功能检查报告判断病人肺功能状况如何。

肺功能的评价手段包括静态和动态两种手段。静态的检查手段包括屏气试验，肺通气功能和弥散功能，血气分析等检查。动态的检查手段包括：简单爬楼梯试验，运动心肺功能检测等。静态检查手段只能反映非负荷状态下的肺功能状况，而不能反映在负荷状态下的肺功能和代偿状况。因此，一般情况下，如果病人既往健康，无重要器官疾病史，做常规静态肺功能评价即可。如果肺通气功能正常（VC% > 80%，FEV_1 > 2.0L，FEV_1% > 70%，DL_{CO}% >70%），一般可以耐受任何类型的胸部大手术。轻中度异常时（VC% =60% ~80%，FEV_1 =1.2 ~ 2.0L，FEV_1% = 40% ~ 70%，DL_{CO}% = 40% ~ 70%），要根据病人的具体情况具体分析决定，这类病人一般可耐受食管手术，但可能不能承受并发症的打击。重度肺功能异常者，一般不建议开胸手术或行非开胸手术或微创手术等。

如静态肺功能检查有问题或病人既往有慢性心肺疾病史如哮喘、慢性支气管炎、肺气肿、肺心病、肺结核、胸膜炎、心肌炎、风心病、冠心病、心梗、心衰史等；胸部外伤手术史；放化疗史等则需要做进一步的检查和评估，可加做运动心肺功能检查或简单的爬楼梯试验（没有条件的情况下）。如果病人能在1~2分钟内连续爬楼到3层以上，一般可以耐受一切口食管手术。但若有并发症发生如术后血气胸、乳糜胸、吻合口瘘等，则有可能导致呼吸衰竭。若能在1~2分钟内连续爬楼到5层，可以耐受开胸三切口手术。虽简便的爬楼梯试验可以粗略反映心肺功能状况，但并没有一系列指标来准确客观测量心肺功能的状况。因此，难以科学准确地评价患者的心肺功能和预测术后的风险。有条件的情况下，还应该加做运动心肺功能检查来科学评价。运动心肺功能指标中VO_2max/（kg·min）>20ml为正常，15~19.9ml为轻中度异常；10~14.9ml为中重度异常。研究显示其与FEV1具有显著相关性。较多文献报告VO_2max/（kg·min）>20ml可耐受三切口手术，15~19.9ml可耐受一切口食管手术，10~14.9ml最好选择微创食管手术或非开胸食管剥脱手术，当VO_2max<10ml/（kg·min）不能耐任何开胸手术。

3. 肝脏功能的评估

通常情况下，轻度的肝功能受损，一般均能耐受胸部手术，肝功能全项检查的各项指标中包括胆红素代谢，蛋白质合成代谢，脂肪分解代谢等数项指标。目前公认有使用价值的肝功能评估为Child－

Pugh 修正标准和 Pugh 异常积分用于预后判断。当积分 =5 ~6 分时，手术风险性小；当积分 =8 ~9 分时，手术风险为中等；当积分 = 10 ~ 15 分时，手术风险性大。胸部手术对肝脏没有直接的损伤，但是，围手术期的用药，术中的失血或长时间低血压可导致肝脏功能受损，因此，在肝功能受损的情况下，术中术后要避免应用损害肝功能的药物，避免长时间低血压和严重失血情况发生。另外，肝功能受损的患者通常有轻度凝血功能障碍和低蛋白情况，术后可以考虑应用新鲜血浆和白蛋白来适当补充以减少并发症的发生。中度以上的肝功能受损，建议请相应专业的专家做进一步检查与评价以确定能否手术治疗。

4. 肾功能的评估

用于肾功能检查的项目包括：尿常规（尿比重，尿蛋白，尿糖等），肾功能全项（BUN，Cr，Cr 清除率等）。对于轻度肾功能受损，一般可耐受较大胸部手术，但对于中、重度以上的肾功能受损者，建议请相关专业医师会诊与评价以确定能否手术治疗。对于肾功能受损者，术中低血压和失血过多会造成肾功能障碍，因此，围手术期处理和用药要谨慎。

5. 营养状况评估

如果病人能进半流食，且消瘦不明显，一般情况下病人的营养状况应基本维持在正常水平。如果病人只能进流食且时间长达两周以上，则患者体重会有所下降，营养状况会受明显影响。如病人体重下降在 5kg 以上，提示营养状况差、且预示病期较晚，预后不良。对于进食状况不佳的病人术前应适当补充各种营养物质，包括水、电解质、糖、微量元素、多种水溶性和脂溶性维生素、各种氨基酸和脂肪乳等。通过肠内或/和肠外营养支持一段时间后再手术有利于围手术期康复。

通过前述二章和本章各项检查，即可明确食管病变的大小、部位、长度、病理类型、外侵程度、淋巴结转移程度、有无远处转移等情况，从而可以明确食管病变的性质和临床 TNM 分期，对病变切除可能性和病人能否手术作出评价，据此可作出一个正确有效和个体化的治疗方案。具体术前评估流程图如下（图 4 - 1）：

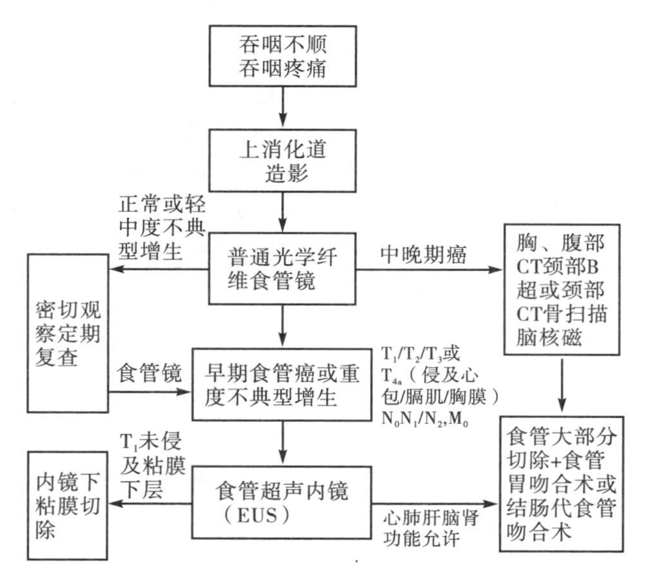

图 4 - 1　食管癌术前检查与评估流程图

参考文献

1. 陈秉学，许梅曦，李伟，等. 胸科麻醉学. 郑州大学出版社，2002.
2. 毛友生，张德超，张汝刚，等. 食管癌和贲门癌患者术后呼吸衰竭的原因分析及防治. 中华肿瘤杂志，2005，27(12):753-756.
3. Datta D，Lahiri B. Preoperative evaluation of patients undergoing lung resection surgery. Chest，2003，123 (6):2096-2103.
4. Toker A，Ziyade S，Bayrak Y，et al. Prediction of cardiopulmonary morbidity after resection for lung cancer：stair climbing test complications after lung cancer surgery. Thorac Cardiovasc Surg，2007，55:253-256.
5. MAO YS，HE J，YAN SP，et al. Application of cardiopulmonary exercise test in evaluation of high risk patients with lung cancer. Chinese Medical Journal，2010，123 (21):3089-3094.
6. Brunelli A，Belardinelli R，Refai M，et al. Peak oxygen consumption during cardiopulmonary exercise test improves risk stratification in candidates to major lung resection. Chest，2009，135 (5):1260-1267.

第五章　可切除食管癌的手术治疗原则

自1940年我国吴英恺教授成功开展了第一例食管癌切除胸内食管胃吻合术以来。食管癌外科治疗已有70余年历史和经验，经过广大医务工作者的努力，外科技术明显提高，手术切除率从50年代的60.7%，上升到现在的90%。选择1994～2009年间的几组较大报道，其结果显示，总共手术治疗食管癌19 842例，吻合口瘘发生率为0.8%～3.6%，手术死亡率为0～3.5%，5年生存率为30.0%～55.5%。虽然食管癌外科治疗技术发展迅速，但由于早期食管癌在外科治疗中所占比例较少，大部分均为中晚期，因此，我国食管癌外科治疗的总的疗效在近30余年基本上处于平台期，徘徊在30%左右。但早期食管癌外科治疗后5年生存率可达70%～90%。因此，食管癌的根本出路在于早诊早治和早期预防。

目前我国食管癌外科治疗趋势是手术扩大化、微创化、机械化、普及化、个体化和综合化。手术扩大化的体现在于适应证扩大化和手术程度的扩大化。由于经济的不断发展，生活方式逐步改变，高龄和伴有心血管疾病及糖尿病的病人愈来愈多。适应证的扩大表现为高龄、高难、复杂食管癌手术增多和越来越多的伴有其他疾病的患者接受外科手术治疗。但由于麻醉，手术技巧和器械及围手术期监护技术的进步，手术并发症率和死亡率正逐步降低。由于食管吻合器，闭合器及超声刀和胸腔镜器械的使用，一方面使得食管癌手术逐步普及到县级医院也可进行，另一方面手术创伤也在减轻，有些技术先进的医院已可以应用胸腔镜和腹腔镜开展全腔镜下食管癌手术治疗。由于术前分期技术的进一步发展和临床综合治疗措施的改进，目前，食管癌的治疗已不再是一种模式（单纯手术或单纯放疗等），一种切口（左后外一切口为主体）或一种清扫淋巴结的方式（经左胸不完全二野淋巴结清扫）。随着国内国际交流的增加，对食管癌治疗的模式已逐步个体化，依据术前分期情况，给予最佳治疗手段以达到预后最佳化，如早期的只侵及食管黏膜的患者给予内镜下黏膜切除；早中期者给予胸腔镜和腹腔镜手术以减少创伤；中晚期者应用右后外两切口以达到完全清扫胸腹部食管引流区域淋巴结，外侵明显或有较多淋巴结转移者术前给予放化疗等。术后再依据手术切除情况给予放疗或化疗+放疗。

一、食管癌外科治疗的适应证及禁忌证

适应证包括：①病变未侵及重要器官（$T_{0\sim4a}$），淋巴结无转移或转移不多（$N_{0\sim2}$）。身体其他器官无转移者（M_0）。即 2009 版 UICC 食管癌新分期中的 0、Ⅰ、Ⅱ及Ⅲ期（除 T_{4b} 和 N_3 的患者）；②放射治疗未控或复发病例，无局部明显外侵或远处转移征象；③少数虽高龄（ >80 岁）但身体强健无伴随疾

病者也可慎重考虑；④无严重心脑肝肺肾等重要器官功能障碍，无严重伴随疾病，身体状况可耐受开胸手术者。

手术禁忌证包括：①一般状况和营养状况很差，呈恶病质样；②病变严重外侵（T_{4b}），多野（两野以上）和多个淋巴结转移（N_3），全身其他器官转移（M_1），即 2009 版新 UICC 分期中的Ⅲc ~ Ⅳ期（T_{4b} 或 N_3 或 M_1）；③心肺肝脑肾重要脏器有严重功能不全者，如合并低肺功能、心力衰竭、半年以内的心肌梗死、严重肝硬化、严重肾功能不全等。相对手术禁忌证包括食管癌伴有穿孔至肺内形成肺脓肿，胸下段食管癌出现颈部淋巴结转移或颈段食管癌出现腹腔动脉旁淋巴结转移等。因为这类病人病情较晚，且手术范围大创伤大，但预后却不好。

二、手术入路选择与优缺点比较（图 5-1）

食管癌外科治疗的手术入路有左侧和右侧开胸和不开胸等 3 种入路。左侧开胸途径包括：左后外侧开胸一切口、左后外侧切口开胸 + 左颈（左侧两切口），左侧胸腹联合切口，开腹 + 左后外侧开胸等路径。右侧开胸途径包括：右后外开胸一切口（经食管裂孔游离胃）、右后外侧开胸 + 腹正中切口开腹（右侧两切口，Ivor-Lewis）、右后外侧切口开胸 + 腹正中切口开腹 + 左颈（右侧三切口）。不开胸途径包括：不开胸颈腹二切口食管拔脱术（食管翻转拔脱），纵隔镜辅助不开胸颈腹二切口食管剥脱术，经膈肌裂孔不开胸颈腹二切口食管剥脱术。因此，食管癌外科治疗途径繁多。选择的依据包括：病人一

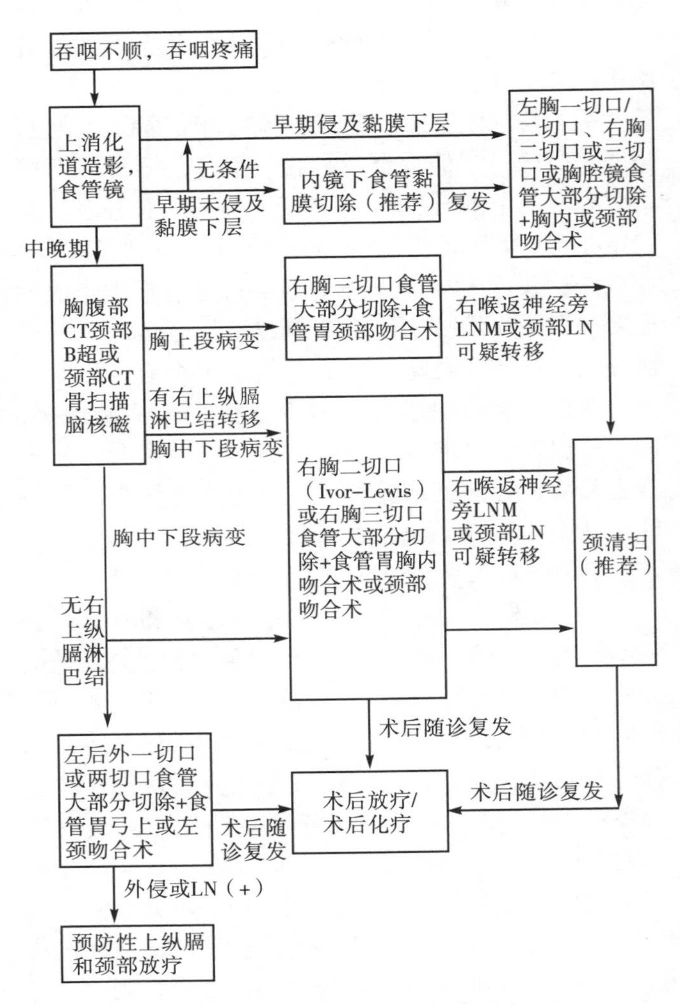

图 5-1　食管癌规范化治疗途径选择流程图

般状况、心肺功能状况、病变部位，病期早晚（TNM 分期）、既往伴随疾病或手术史情况、外科医生的习惯等。

中晚期胸段食管癌可依据上述食管癌规范化治疗标准推荐的治疗途径选择流程图，结合患者的具体情况和术者的习惯再具体选择。左侧开胸途径在我国应用时间长，已有 70 年的历史，目前在我国北方地区仍很流行。左后外侧一切口通常适合于主动脉弓以下的胸中下段病变，且不伴有右上纵隔淋巴结转移的病人。根据病变部位以及吻合口部位通常选择经第六（弓上吻合）或七肋间（弓下吻合）的后外侧切口，左后外径路之主要优点：①为胸中下段食管癌及贲门癌提供良好显露；②因为主动脉显露良好，故与主动脉关系密切的食管癌适合选择此切口，因此不易误伤主动脉，即使发生也易于采取措施加以修补止血；③通过切开左侧膈肌的切口比较易于游离解剖胃、清扫胃贲门部、胃左血管周围及中下段食管周围淋巴结，方便直视下将胃纳入胸腔进行弓下或弓上食管胃吻合术；④当病变广泛，如贲门癌病变较术前估计的更广泛需要施行如全胃切除或胃、脾及胰部分切除时易于向前下延长切口到腹部（切断肋软骨弓，延长膈肌切口及切开部分腹肌），即变成左侧胸腹联合切口。此种切口可以满意地显露上腹部，较容易游离全胃或结肠。方便行全胃切除后食管－空肠吻合术，或用结肠间置代替食管行结肠－食管吻合术和结肠－胃吻合或结肠－空肠吻合术及结肠－结肠吻合术。左后外切口的缺点是因有主动脉弓的遮挡，弓上三角狭小，不适合弓后和弓以上病变的解剖切除。不便于清扫上纵隔气管食管沟淋巴结。左后外侧两切口适用于病变较早期但发生部位在食管胸上段者，经左后外一切口行胸顶吻合仍不能切除干净时，应加左颈切口，在颈部切除病变行食管胃颈部吻合术。左侧胸腹联合切口适合于较晚期的贲门癌累及胸下段食管或需要用结肠间置代替食管的中下段食管癌，如既往有胃大部切除史。因经腹切除食管长度有限，故贲门癌经腹手术时常发现食管切缘不净，因此需选择开腹后再加左后外侧开胸切口再切除部分食管行弓下吻合或甚至弓上吻合。当食管下段癌选择右后外两切口，若开腹游离胃时发现病变侵及膈肌角或可疑侵及降主动脉时，宜改行左后外切口以保障手术安全。

右侧开胸途径由于没有主动脉弓的遮挡，其优点包括：①可在直视下解剖气管膜部、隆凸、奇静脉、左右两侧喉返神经和胸导管，因此，当病变与这些结构关系密切或侵及这些结构时易于解剖和处理；②易于解剖左右两侧气管食管沟的淋巴结，因此，对于清扫上纵隔的淋巴结比左侧要容易得多，锁骨平面以下的食管旁淋巴结一般均能清扫干净；③开腹游离胃时，对胃左动脉区域淋巴结清扫要比经左侧开胸时容易、彻底和安全；④因不切开膈肌，对术后的咳嗽和呼吸功能的影响也要比左侧轻；⑤因不过弓，对心血管系统的影响要少，因此，对于胸中下段食管癌选择右后外两切口的安全性和根治性要好于左后外侧一切口，文献报告结果显示其术后生存率也优于左侧开胸径路。右后外侧两切口的缺点是由于需要翻身和重新消毒，因此手术时间要比左后外侧一切口长一些，比左侧入路费时费力。另外，若食管侵及主动脉时，右侧开胸处理时要比左侧困难，因此，在怀疑食管病变侵及主脉时最好选择左胸入路。对于胸上段病变（主动脉弓以上）需行颈部食管胃吻合术者，适合选择经左颈＋右后外侧切口开胸＋上腹正中切口开腹的右侧三切口。先右后外开胸解剖游离病变段及正常食管，然后关胸。病人摆成仰卧位，开腹游离胃或结肠，经食管床上提至颈部进行消化道重建。右后外侧三切口如加上颈清扫，则是完全的三野淋巴结清扫。如颈部未发现可疑肿大淋巴结也可只行胸腹部完全二野淋巴结清扫。虽手术时间长，创伤大，围手术期并发症的比率高，但清扫淋巴结彻底，提高了根治性。国内部分单位尝试右前外切口＋右颈及腹正中切口的改良三切口，摆位消毒铺单一次完成，两组手术人员同时行胸腹部手术可节省时间，但其缺点是显露不及右后外侧切口，解剖食管时术野暴露不良，清扫淋巴结时不彻底，游离胃时也较困难，尤其病人较胖时更困难。两组手术人员互相干扰。文献报告远期的生存效果也不如右后外侧开胸三切口效果好。右后外侧一切口经膈肌裂孔游离胃时比较困难，而且不易解剖切除贲门旁和胃左动脉旁淋巴结，手术安全性和根治性较差，并不值得去尝试。但腹腔镜开展好的单位可以先用腹腔镜游离胃和清扫贲门旁及胃左动脉旁淋巴结后再行右后外侧一切口不但可以减少腹部创伤，也可以使手术根治性和安全性提高。

不开胸经颈腹二切口食管内翻剥脱术或经膈肌裂孔食管剥脱术+食管胃颈部吻合术，适用于心肺功能低下不能耐受开胸的早期食管癌病人，并不适合中晚期的食管癌病人。食管分离是经颈部切口向下游离，经腹部切口通过裂孔向上或用手指或用器械钝性向上游离，将食管剥脱或内翻拔脱，然后将胃牵拉到颈部行食管胃吻合术。其优点在于术后病人呼吸功能影响轻，恢复较快。但这种术式不符合外科手术需要良好显露的基本原则，因不能直视下将病变和转移淋巴结彻底切除，故也不符合肿瘤外科需要根治性切除的基本原则，而且内翻拔脱术中常常发生一些严重并发症，如大出血、气管膜部撕裂等。因此，这种术式并不值得推崇。有些单位尝试用纵隔镜结合腹腔镜来游离食管和胃，然后将胃拉至颈部进行重建。但由于纵隔内空间狭小，不利于解剖食管周围结构和清扫纵隔内淋巴结，因此，手术安全性和根治性不够。也只适合那些无外侵和无淋巴结转移的心肺功能不容许开胸的食管癌病人。

近年随着对食管癌淋巴结转移规律的研究的深入，胸段食管癌的淋巴结转移沿食管纵向上下转移，上至颈部气管食管沟和颈深淋巴结，下至贲门胃左和腹腔动脉旁。尤其以下颈和右上纵隔（右侧喉返神经旁）淋巴结转移率较高（20.4% ~32.3%）。而左后外侧开胸途径有其致命的弱点，由于主动脉弓的遮挡，弓上三角狭小，不能清扫右上纵隔淋巴结

（左右两侧气管食管沟和喉返神经旁）。因此，术后下颈上纵隔的淋巴结复发率较高（约30%左右）。我国2000年以前报道的各大组外科治疗的分析结果显示，经左后外侧一切口的食管癌手术治疗后的效果在近30年内没有明显进步，5年生存率一直徘徊于30%～40%之间，其中淋巴结转移是影响术后5年生存的最主要因素之一。佘志廉等报道下颈上纵隔淋巴结复发占总淋巴结复发病例的47.7%，成为淋巴结主要复发区域。肖泽芬等报道以左后外一切口手术治疗的胸段食管癌术后颈部和胸部淋巴结复发转移率分别为19.7%和27.8%。这充分说明左后外侧开胸入路对于右胸顶和右上纵隔气管食管沟的淋巴结清扫不完全，容易导致术后右上纵隔和颈部淋巴结复发而影响术后5年生存。因此，左后外侧开胸入路不适合伴有右胸顶和气管食管沟有淋巴结转移的胸中下段食管癌的治疗。近年来，国内少部分单位应用右后外侧开胸和腹正中开腹二切口行较完整的二野淋巴结清扫，总体5年生存率为49.2%～54.8%，与左后外一切口手术治疗效果相比，5年生存率提高了10%～20%。日本同行报道的经右后外侧开胸+腹正中切口+颈部U形切口行食管癌切除和完全三野淋巴结清扫，与左侧开胸治疗效果相比，总体5年生存率在50%左右。国内少数单位也实施了三野淋巴结清扫，所报道的结果与日本报道的类似，但5年生存率要偏低一些。在实行这种右后外三切口+三野淋巴结清扫手术的初期，由于经验不足和手术操作的不熟练，术后并发症会明显增多

(28.57% ~54.3%)。最主要的问题是呼吸道并发症和喉返神经麻痹所带来的问题比较常见和严重。虽然这些报道并非来源于同一组患者，而且均为不同单位的回顾性研究，询证医学证据并不十分有力，但足以表明经右后外侧开胸二切口或三切口行完全的二野或三野淋巴结清扫均能明显提高胸段食管癌的术后5年生存率。因此，目前对于胸段食管癌切口选择已逐步倾向于右胸二切口或三切口途径，并行完全二野或三野淋巴结清扫以提高术后长期生存。

三、移植器官及移植径路的选择

由于胃与食管邻近相接，又有良好血运，韧性和抗牵拉性好、黏膜上皮与食管上皮有良好的相容性，便于游离操作和长度充分等优点。因此，胃是食管癌手术切除后最常用的替代器官。用胃替代食管是将胃直接上提与食管相吻合。其替代的方式可以是全胃或管状胃。用全胃上提替代食管，移植胃会占据部分胸腔容积，压迫肺组织影响心肺功能，造成病人心悸、气短等不适。可以用纵向缝缩胃的方法来解决和预防。但全胃替代后由于分泌胃酸的胃黏膜组织较多，术后吻合口反酸症状明显。要克服这两大缺点，可以用切割闭合器切除部分小弯侧的胃组织将胃塑形成为管状胃来替代食管。这样既减轻了返酸的症状，也少占据胸腔的空间。对呼吸功能影响明显减小。既往人们担心做管状胃后会影响血运和吻合口及断面的愈合，最后会导致瘘的发生率增加，实际上近些年的临床实践证明管状胃并不影响血运，也不影响吻合口及断面的愈合，需要注意的是一定要按规范操作，先将切割闭合器压紧，把胃组织压榨15秒后使其中的部分液体成分流向周边区域后再推拉操作钮将胃组织切割缝合。这样不容易出血，缝合也牢靠。另外，两把缝钉相接处和钉合末端一定要加固缝合。以减少发生管状胃断面瘘的机会。其次，食管切除后可选择替代的器官是空肠。空肠的血运丰富，黏膜与食管的黏膜相容性也好，管径大小合适。但因血管弓短，所能提供的长度不够，因此，只能用于贲门癌全胃切除后的食管替代，一般情况下只能拉至下肺静脉水平。但如果利用小血管吻合技术，可以用游离空肠段替代食管。用于颈段早期食管癌或食管良性疾病的治疗具有较好应用前景。但医师需要经过特殊训练，存在一定比率的吻合血管血运障碍导致移植空肠坏死问题。第三个可选择替代的器官是结肠。结肠具备长度充足、血供丰富、血管弓长、黏膜相容性好等优点，移植后胃仍处于腹中，能保持较好的消化功能。术后营养状况维持较胃替代后的效果要好许多。但手术操作繁杂，需进行三个吻合和一个闭合，出现瘘的概率增加。另外，如果不游离切除近端部分胃，贲门胃周围和胃左动脉旁的淋巴结不能清除。手术并发症及死亡率皆比胃代食管高，而且根治性也不够。一般不列为首选。但是在下列情况下则需要选择结肠代食管：①由于胃溃疡病或胃癌曾行远端胃大部切除而无法用胃代食管；②贲门癌或胸中下段食管癌术后复发或残胃癌；③下咽癌切除后需要在口底作吻合；④晚期贲门癌侵及胃和食管下段广泛，需作全胃和食管下段切除，空肠间置不够而受限时；⑤晚期食管癌已无切除可能，但梗阻严重时，结肠移植短路手术以缓解症状。在过去几十年中食管癌手术后结肠代的情况都基本是因为上述情况而实行，由于结肠移植手术术前准备复杂，手术操作繁琐，术后并发症较多而很少作为常规替代选择器官。但近年由于术前肠道准备措施的改善、吻合器的应用、手术技巧的发展与提高，使得食管癌术后结肠代食管手术的成功率明显提高，而术后并发症率明显下降。以前很少在胸内行结肠吻合，而实践证明在胸内用吻合器行食管结肠吻合也是很安全的。

替代食管的移植物可通过以下一些途径与食管进行吻合。包括：食管床、胸内、胸骨后隧道及胸前皮下隧道等。其中以食管床的距离最短，胸内次之，均为常用途径。胸骨后隧道稍远，胸前皮下隧道距离最远。各种途径均有其优缺点。行胸内吻合时，常用途径为食管床和胸内途径。直视下可以检查移植物的血运和张力及方向是否扭转等情况。但一旦出现吻合口瘘，必然产生脓胸，处理比较困难，风险较大。行颈部吻合时，可以走皮下和胸骨后途径。胸前皮下移植途径最安全，一旦发生吻合口瘘或移植器官血运障碍坏死等严重并发症时，很容易进行处理，也易于治愈。胸骨后途径由于空间狭小，易压迫移植物而影响血运。这两种途径均不能直视下将移植物拉至颈部，因此，不能检查移植物血运、张力与方向是否扭转等情况。因此，牵拉移植物时外面要加套保护。如果肿瘤未能完全切除干净，建议移植物（胃或结肠）上提时最好避开有肿瘤残存的食管床途径，以便于术后放疗。

参　考　文　献

1. 毛友生，赫捷，程贵余. 我国食管癌治疗的现状与未来对策. 中华肿瘤杂志，2010，32（6）401 -404.
2. 张汝刚. 食管癌外科的现状和进展. 中国肿瘤，1999，8（1）:28 -29.
3. 邵令方，高宗人，卫功诠，等. 食管癌和贲门癌外科治疗进展 -9107 例资料分析. 中华胸心血管外科杂志，1994，10（1）:41 -43.
4. 李保田，江焰生，张青春，等. 食管癌和贲门癌 3604 例外科治疗结果分析. 四川医学，1998，19（4）:303 -304.
5. 吕英义，陈景寒，孟龙，等. 改良 Ivor -Lewis 手术治疗食管癌 576 例. 中国胸心血管外科临床杂志，2006，13（3）:204 -205.
6. 吴昌荣，薛恒川，朱宗海，等. 现代二野淋巴结清扫食管癌切除术的疗效分析. 中华肿瘤杂志，2009，31（8）:630 -633.
7. 邵令方，高宗人，李章才，等. 204 例早期食管癌和贲门癌切除治疗的远期结果. 中华外科杂志，1993，31 :131 -133.
8. 王国清. 食管癌高发现场早诊早治 30 年临床经验. 中国医学科学院学报，2001，23（1）:69 -72.
9. 平育敏，孟宪利，刘庆熠，等. 早期食管癌外科治疗. 中华胸心血管外科杂志，2005，21（5）:306.
10. 秦元，孙德魅，黄偶麟，等. 食管内翻拔脱术的临床应用，中华胸心血管外科杂志，1998，14（3）:179 -180.

11. 梁震，胡卫东，顾振东，等. 经裂孔食管切除术在食管癌外科治疗中的评价. 中华胃肠外科杂志，2008，11：451－453.
12. 薛恒川，吴昌荣，张振斌，等. 胸段食管癌胸腹二区淋巴结清扫及转移规律，癌症，2007，26（9）：1020－1024.
13. 张亚伟，胡鸿缪，珑升，等. 胸中段食管癌淋巴结二野清扫术和三野清扫术的比较. 中国癌症杂志，2008，18（7）：537－541.
14. 柳硕岩，佘志廉，朱坤寿. 472例胸段食管癌行颈、胸、腹三野淋巴结清扫术的临床研究. 福建医药杂志，2005，27（6）：38－40
15. 朱坤寿，佘志廉. 食管癌术后复发形式及其对策的探讨. 福建医药杂志，2000，22（1）：38－39.
16. 佘志廉. 食管癌颈胸腹淋巴结清扫研究. 中国肿瘤，2001，10（3）：148－149.
17. 肖泽芬，杨宗贻，王绿化，等. 食管癌术后淋巴结转移对生存率的影响和放射治疗的意义. 中华肿瘤杂志，2004，26（2）：112－115.
18. 胡成广，廉建红，任宾，等. 胸段食管鳞状上皮细胞癌淋巴结三野清扫的临床研究，肿瘤研究与临床，2009，21（8）：473－475.
19. 方文涛，陈文虎，陈勇，等. 选择性颈胸腹三野淋巴结清扫治疗胸中段鳞癌，中华胃肠外科杂志，2006，9：388－390.
20. 徐启明，周乃康，柳曦，等. 食管癌贲门癌切除机械吻合术后胃食管反流的诊断和治疗. 中国现代医学杂志，2006，16（14）：2166－2169.
21. 傅俊惠，黄建豪，郑海波，等. 切除胃小弯的管状胃在食管癌切除食管重建术中的应用研究. 中国医师杂志，2007，9（7）：944－945.

22. 黄建豪，付俊慧，王卫光，等. 管状胃代替食管对食管癌术后肺功能的影响. 临床和实验医学杂志，2008，7(10)：29－30.
23. 李安富，侯书健，刘晓峰，等. 应用显微外科技术重建食管远期疗效评价，中华显微外科杂志，2009，32：84－85.
24. 夏军，彭毅，黄杰，等. 结肠代食管术吻合口瘘及肠段缺血的防治. 中华胃肠外科杂志，2009，12：17－19.
25. 杨林，张大为，张汝刚. 胃大部切除术后食管癌的外科治疗：一种新方法的尝试. 中华肿瘤杂志，1992，14：371－374.
26. 张双林，韦海涛，常亮，等. 横结肠代食管在胃大部切除术后食管癌手术中的应用. 中华外科杂志，2005，43：1229－1230.

第六章　食管癌系统性淋巴结清扫方法与原则

一. 手术径路选择与淋巴结清扫程度的关系

对食管癌行系统性的纵隔淋巴结清扫（表 6-1）必须经右胸切口进行。通过右胸后外切口能充分显露自胸顶至膈肌裂孔的食管全长，游离方便，尤其是能直视下游离隆突水平以上的胸上段食管，邻近食管的重要器官（气管、主支气管、主动脉、奇静脉、心包、胸导管、喉返神经等）均可得到良好暴露，除对疑有外侵的肿瘤切除更把握大外，尤其能够清扫胸段食管左右两侧所有淋巴结，特别是左右上纵隔、颈胸交界部的淋巴结，使手术切除更为彻底，手术病理分期更为准确。切口一般选择在第 5 肋间，于骶棘肌前方离断第 6 后肋，如上纵隔显露不够理想可向上同时离断第 5 后肋，这样肋间可以很容易地撑大，暴露自胸顶至膈角的整个纵隔；胸上段肿瘤位置较高，亦可选择离断 5 后肋、于第 4 肋间进胸。近年来胸腔镜下食管癌切除等微创手术越来越普遍，所采用的径路事实上也是基于右胸途径。

表 6-1　食管癌系统性清扫淋巴结组群一览表

区域		淋巴结组群
上腹部		贲门左
		贲门右
		胃小弯上部
		胃左动脉旁
		腹腔动脉旁
胸部	中下纵隔	膈肌旁
		下段食管旁
		中段食管旁
		隆突下
		右总支气管旁
		左总支气管旁
	上纵隔	上段食管旁
		右侧喉返神经旁
		左侧喉返神经旁
		主动脉弓下
颈部		左侧颈段食管旁
		右侧颈段食管旁
		左锁骨上
		右锁骨上
		颈前

食管癌的腹部淋巴结清扫主要集中于为上部，故而与胃癌手术相似，一般采取上腹正中或旁正中切口为宜。标准的胸腹二野淋巴结清扫可选择右胸－上腹二切口径路（即 Ivor-Lewis 术式），先经腹

游离胃并清扫上腹淋巴结，然后将患者翻转为左侧卧位，经右胸后外切口游离食管并清扫纵隔淋巴结，并通过膈肌裂孔上提胃至胸腔行胃－食管胸内吻合。若需行颈胸腹三野清扫，或是行二野清扫但肿瘤位置较高（胸上段食管或胸中段偏上）考虑胸内吻合上切端阳性可能时宜选择颈部－右胸－上腹三切口径路（即 McKeown 术式），先经右胸后外切口完成胸部操作，然后将患者翻转为平卧位，通过上腹正中切口清扫该区域内的淋巴结，胃游离后经胸骨后隧道或后纵隔食管床上提至颈部切口与食管吻合，若附加颈部清扫亦可与腹部操作同时进行。颈部可经低位弧形切口行双侧淋巴结清扫，或依术者习惯经左侧、右侧胸锁乳突肌前缘斜切口进行吻合重建。亦有采取同步右径三切口径路（即 Nanson 术式），则患者体位为右侧抬高 30°，右上肢外展，胸部采取右第四肋间前外侧切口，胸腹操作由两组医师同步进行，食管切除、胃游离完成后经食管裂孔、后纵隔上提至胸顶或颈部进行重建，但右胸前外切口对后纵隔食管床暴露欠佳，且两组医师同时操作易互相妨碍，故此径路仅适用于少数对解剖极其熟悉且团队配合较好的单位。

二、胸部淋巴结清扫方法（图 6-1，图 6-2，图 6-3，图 6-4）

进胸后首先探查确认肿瘤能够根治性切除。笔者习惯由胸中下段开始游离食管，此处共清扫淋巴结 6 组，即膈肌旁、下段食管旁、中段食管旁、隆突下及左右总支气管旁淋巴结。中下段食管系膜分为

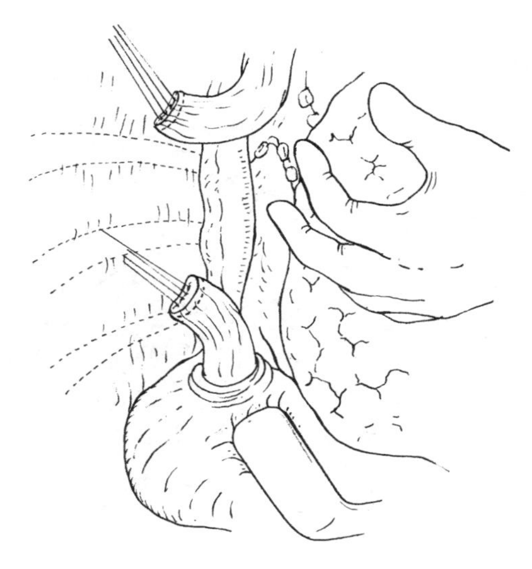

图 6-1　下纵隔及膈肌裂孔旁淋巴结的清扫

图示为食管已于膈上离断，裂孔周围脂肪组织及淋巴结已清扫完毕。

主动脉－食管和心包－食管两层，分开操作更有利于减少出血。先沿右肺门隆突下方右侧迷走神经前缘打开纵隔胸膜，沿右总支气管、心包、下肺静脉及下腔静脉后缘将纵隔脂肪及其间的淋巴结向食管侧游离，此间无粗大血管分布，操作可用电刀或剪刀锐性剥离以缩短手术时间；随后打开食管后方与脊柱之间的纵隔胸膜，直至膈肌裂孔水平，将食管提起沿膈食管裂孔清扫上方膈肌旁脂肪组织和淋巴结直至露出腹膜脂肪为止。此时可于裂孔上方离断食管，肿瘤位于胸下段近贲门处者可于肿块上缘离断，远端缝闭后送入腹腔以方便腹部操作，近端缝

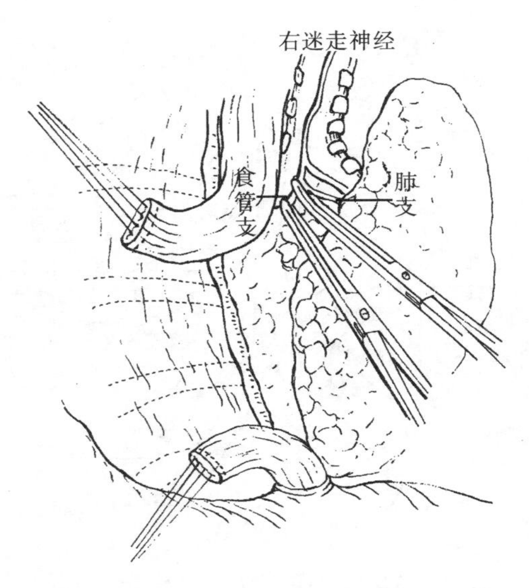

图 6-2　中纵隔淋巴结清扫

清扫重点在于隆突下及双侧肺门处，图示为右迷走神经于发出肺支后离断。

闭后保留缝线以利牵引。将近端食管提起，紧贴降主动脉前壁逐支结扎切断食管固有动脉，将胸中下段食管旁脂肪及淋巴结与食管一并作整块切除；同时注意食管左侧游离时应尽可能紧靠对侧纵隔胸膜，以彻底扫除含有淋巴组织的纵隔脂肪，即便不慎误入左侧胸膜腔亦不会造成不利影响。

清扫隆突及双侧肺门部位前需先行离断奇静脉弓，右侧支气管动脉后支自肋间动脉根部发出后与奇静脉伴行至右肺门，予分别结扎处理；左右迷走神经干于隆突下方发出肺支，除非受肿瘤侵犯原则

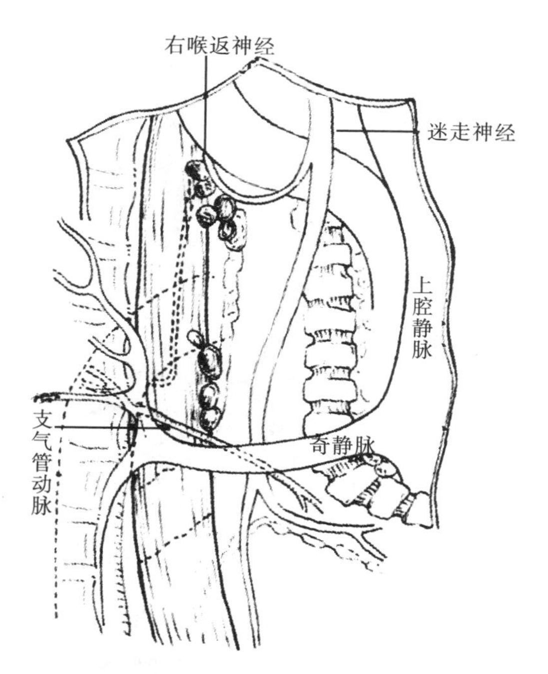

图 6-3　右上纵隔淋巴结清扫

重点在于扫除上段食管旁及右侧喉返神经旁的淋巴结。离断奇静脉时注意其后方的支气管动脉。

上应予以保留，以减少术后呼吸道并发症风险，可于其发出肺支后的远端切断。继续将食管向头端牵引，沿右总支气管内侧壁游离右总支气管旁淋巴结至隆突下，然后沿左主支气管内侧壁分离直至左肺门，将隆突下及左右总支气管旁淋巴结与心包分离后附于食管上一并去除。隆突下有来自气管前方的右侧支气管动脉前支，故此处操作宜采用结扎、血管夹钳夹或使用超声刀等能量装置，避免为求速度

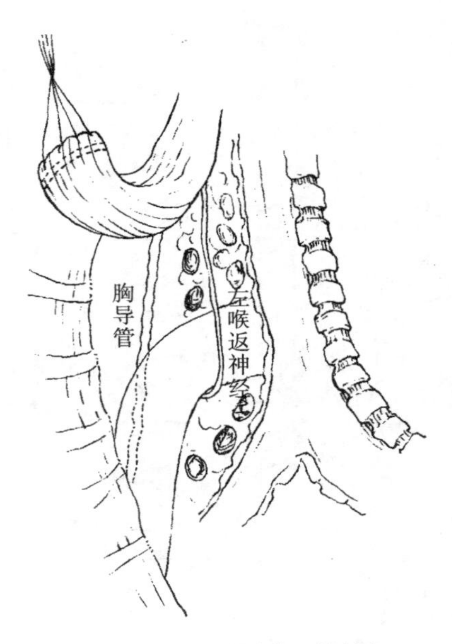

图 6-4　左上纵隔淋巴结清扫

左喉返神经径路较长，注意避免损伤。

而一味锐性剥离，该分支一旦损伤回缩至隆突前上方则止血相当费力。胸导管从在左总支水平起逐渐向食管靠拢，行淋巴结清扫手术时容易损伤，应行解剖性显露确认，即使不慎误伤亦很方便予以结扎；若肿瘤向右后方有外侵则宜一并切除，以保证手术根治性。

上纵隔系统性清扫应扫除 4 组淋巴结，即左右喉返神经旁、上段食管旁和主动脉弓下淋巴结。清扫上纵隔时先顺右迷走神经干后方纵行切开纵隔胸膜至右锁骨下动脉下缘，自气管右侧将右前纵隔的脂肪组织及上段食管旁淋巴结一起向食管方向游离，直至暴露左侧气管环膜交界部为止，操作时注意防止误伤气管膜部。右迷走神经于右锁骨下动脉水平发出右侧喉返神经，向下绕过该血管后转向上行至颈部，其间向后发出2~3支食管支，近旁之淋巴结在食管癌中转移发生率很高，而清扫时又容易误伤，故建议先行显露该神经后予以保护，操作时宜使用尖端较细的无损伤神经镊提夹组织，并避免使用电刀、超声刀等能量装置；另外此段食管有来自甲状腺下动脉的细小分支供应，出血时不宜盲目钳夹结扎，可采用纱布压迫止血。气管前方为肺淋巴引流区域，除右喉返神经旁淋巴结外一般没有必要过度清扫。

沿脊柱前缘打开上段食管后方的纵隔胸膜，继续向头端牵拉食管，结扎切断发自主动脉弓的营养血管，至弓上水平起食管与脊柱之间无血管联系而较疏松，以剪刀或电刀快速游离至胸顶部，但应避免伤及由主动脉弓右侧跨越脊柱前方至左上纵隔的胸导管；另外右侧锁骨下动脉常有变异可自食管后方穿越，术前CT常可显示，若未予以注意则清扫右喉返神经旁淋巴结时找不到右无名动脉即应引起警惕，游离食管后壁时避免误伤导致大出血。左上纵隔淋巴结转移主要集中于左喉返神经侧旁，该神经绕过主动脉弓下方后逶迤向上，与气管左侧缘平行但并不紧贴气管，向右侧牵拉上段食管时可随纵隔脂肪组织被一并带起而致误伤，故应首先贴近食管肌层游离直至颈部水平，再将气管牵向右侧清扫左上纵隔内淋巴结，此处同样最好先紧贴气管左侧缘分离，找到左侧喉返神经后予以保护，由主动脉弓处起扫除气管左侧的脂肪组织及淋巴结直至甲状腺下极水平。经右胸后外切口很容易清扫主动脉弓下主肺动脉窗淋巴结，直至显露出肺动脉干为止清扫方告完成，此间应尽量保留右侧支气管动脉前支和左侧支气管动脉上支，以减少对气道血供的影响，这对于行术前放化疗的患者尤其重要，可避免术后发生气管坏死。

三、上腹部淋巴结清扫方法

食管癌的淋巴结向下转移多见于贲门两侧、胃小弯上部、胃左动脉及腹腔动脉近旁，故上腹部应扫除上述5组淋巴结。游离脾胃韧带后将胃牵向右侧，打开小网膜囊，尽可能于靠近肝脏处向上切开腹膜至食管裂孔腹膜返折处，将食管残端拉入腹腔后暴露左右膈肌脚，离断膈下动脉胃底分支（亦即Belsey动脉），将膈脚前方的后腹膜脂肪及贲门左右两侧淋巴结一并扫除，使胃底完全游离。然后将胃牵向左侧，于胰腺上缘打开胰包膜向腹腔动脉根部进行清扫，暴露脾动脉及肝总动脉起始部并摘除其周围脂肪组织，继而向左侧游离，依次分离冠状静脉和胃左动脉，于其根部分别结扎切断，将胃左动脉旁淋巴结一并扫除，最后继续向上沿腹腔动脉前壁清扫腹腔干淋巴结，直至膈肌裂孔下缘腹主动脉处。至此所需清扫的淋巴结已全部附着于近端胃壁，如拟制作管状胃代替食管则于胃左动脉第3支分支远端离断小弯侧血管弓，用直线切割缝合器制成5cm

胃管，同时去除贲门及上述扫除的淋巴结；若拟以全胃进行重建则在离断小弯血管弓后沿胃壁向贲门方向逐支结扎切断胃左动脉分支，将附着的淋巴结去除后再以残端闭合器切除食管远端及贲门部。

四、颈部淋巴结清扫方法（图6-5）

食管癌颈部淋巴结转移主要见于颈动脉鞘内侧气管食管沟内的颈段食管旁淋巴结，亦称颈段喉返神经旁淋巴结，以及颈动脉鞘外侧斜角肌前方的颈深淋巴结，亦称锁骨上淋巴结，左右共4组，加上颈前肌前方双侧胸锁乳突肌内侧脂肪内的颈前淋巴结则为5组，但此处转移甚少见。于胸骨上窝一横指沿颈部皮纹作弧形切口，二侧达胸锁乳突肌外侧缘，向上下游离颈阔肌皮瓣分别至环状软骨和胸骨、锁

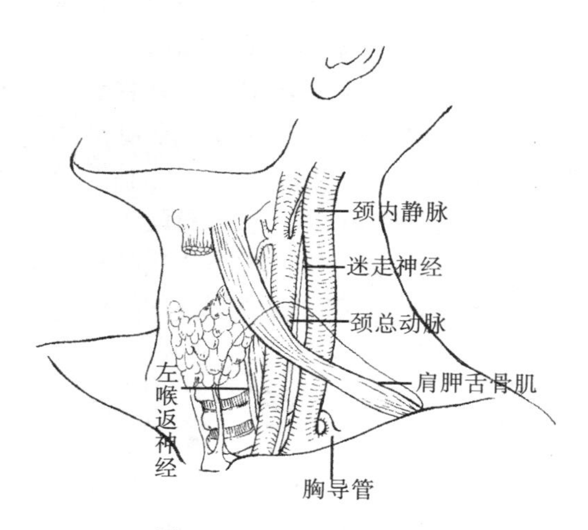

图6-5　颈部淋巴结清扫

划线区域内为清扫范围。

骨上缘。将胸锁乳突肌后缘游离后牵向外侧，清扫上至肩胛舌骨肌、下至锁骨下静脉、内至颈内血管鞘、外至颈外静脉范围内的脂肪组织及颈深淋巴结，向后方直至斜角肌前面，该区域内除偶有1~2支发自颈内静脉的细小分支外几无血管，大部分操作可用剪刀或电刀进行，需注意向后方深部游离时勿伤及横卧于颈深筋膜浅面的颈横动脉，因其后方即有膈神经纵行通过，若操作始终保持在颈横动脉前方则无误伤该神经之虞。左颈部清扫时还需注意在近静脉角附近宜多结扎，因此处有胸导管由后方汇入左锁骨下静脉。扫除颈深淋巴结后于锁骨上缘处切断胸骨甲状肌和胸骨舌骨肌止点，清扫锁骨上方气管食管沟内的颈段食管旁淋巴结，以血管钳于气管和颈总动脉之间钝性分离直至与胸腔内沟通，确认喉返神经之所在后扫除其侧旁的脂肪及淋巴组织，注意左侧喉返神经在颈部紧贴于气管食管沟内垂直上行，而右侧喉返神经绕过锁骨下动脉后由右颈总动脉后方斜向内侧的甲状腺下极，熟悉其走向有利于避免误伤。去除喉返神经旁的颈段食管旁淋巴结后颈部清扫即告完成，于左喉返神经外侧将食管残端拉至颈部，与上提的胃管进行吻合重建。

参 考 文 献

1. Mandard AM, Chasle J, Marney J, et al. Autopsy findings in 111 cases of esophageal cancer. Cancer, 1981, 48: 329-333.
2. Akiyama H, Tsurumaru M, Ono Y, et al. Lymphatic drain-

age of the esophagus. In: Sato T & Iizuka T (eds). Color Atlas of Surgical Anatomy for Esophageal Cancer. Springer-Verlag Tokyo, 1992, 10.

3. Isono K, Sato H, Nakayama K. Results of a nationwide study on the three-field lymph node dissection of esophageal cancer. Oncol, 1991, 48:411-420.

4. Akiyama H, Tsurumura M, Udagawa H, et al. Radical lymph node dissection for cancer of the thoracic esophagus. Ann Surg, 1994, 220:364-373.

5. Kato H, Watanabe H, Tachimori Y, et al. Evaluation of neck lymph node dissection for thoracic esophageal carcinoma. Ann Thorac Surg, 1991, 51:931-935.

6. Altorki NK, Skinner DB. Occult cervical nodal metastasis in esophageal cancer: Preliminary results of three-field lymphadenectomy. J Thorac Cardiovasc Surg, 1997, 113:540-544.

7. Kato H, Tachimori Y, Watanabe H, et al. Lymph node metastasis in thoracic esophageal carcinoma. J Surg Oncol, 1991, 48:106-111.

8. Lerut T, Coosemans W, De leyn P, et al. Reflections on three field lymphadenectomy in carcinoma of the esophagus and gastroesophageal junction. Hepato Gastroenterol, 1999, 46:717-725.

9. Fang W, Chen W. Current trends in systemic lymph node dissection for esophageal carcinoma. Asian Cardiovasc Thorac Ann, 2009, 17:208-213.

第七章　食管癌术后并发症诊断与处理

食管切除及消化道重建手术时间一般比较长，且手术涉及胸腔、腹腔及颈部等多个部位及器官，加之病人年龄往往较大，术前营养状况、免疫功能较差，且常合并有一些内科慢性疾病，而手术对病人的呼吸、循环及消化功能影响比较大，故术后并发症较多，有些并发症严重，甚至危及患者生命。国外文献报道术后并发症发生率可高达38%，国内报道差异较大，在10.3%～27.1%之间，吻合口瘘和肺部并发症仍是其中最常见的。

一、食管癌术后出血

1. 术后出血的原因

发生率在2%～4%之间，主要是术中处理血管方法不妥当，术后结扎线脱落或电凝形成的结痂脱落；或由于胸腔粘连带撕裂出血，或肋间血管止血不周，或闭合器闭合胃切缘血管止血不牢等，术中未发现而术后出血。

最常见的出血部位是发自于胸主动脉的食管固有动脉，或支气管动脉出血。

2. 临床表现

主要表现为胸腹腔引流管引出较多量血性液体，甚或有血块引出；在未留置腹腔引流管的病人若有腹腔出血，可出现腹部膨隆。病人可表现为心率加快、血压下降、尿量减少等休克前期症状，严重时出现失血性休克。

血液常规检查可发现血红蛋白呈持续性下降趋势；在胸腔大量出血病人，床边胸片可发现胸部阴影并逐渐增大；胸腹腔穿刺在某些病人可抽出较多血性液。

3. 处理

出现以下情况需紧急开胸止血：

（1）术后胸管或腹管引流液超过200ml/h，持续3～5小时，或术后早期短时内引流量达800～1000ml以上，患者出现心率加快。

（2）患者出现失血性休克，经积极补液、输血、止血等措施处理后仍不能好转。

二、吻合口瘘

吻合口瘘是食管癌术后最严重的并发症之一，包括胸内吻合口瘘和颈部吻合口瘘，前者发生率约在3%～5%，但死亡率高；后者发生率高于前者，为10%～20%，但预后明显好于胸内吻合。

1. 发生原因

（1）吻合口部的血液供应不良、局部组织水肿或感染，食管游离太长（一般不要超过2cm）。

（2）吻合技术操作不当，吻合口边缘对合不良，缝合线结扎过紧、过松，或针距、边距掌握不当。

（3）使用吻合器时食管撕裂，食管黏膜回缩，或钉合不严，吻合钉脱落。

（4）吻合口处张力过大。

(5) 全身因素，如年老体弱，长期营养不良、贫血、低蛋白血症或维生素 C 缺乏等。

(6) 术中不慎损伤胃网膜右血管，或对胃壁的保护不够，动作粗暴，过度牵拉，在胃壁内形成小的血栓或血肿。

(7) 胸腔积液浸泡吻合口。

(8) 术后处理不当，没有进行及时、充分、有效的胃肠减压，使胃过度膨胀，或进硬食过早。

(9) 其他一些因素如合并有糖尿病、低氧血症等。

2. 临床表现及体征

多发生于术后 3 ~ 7 天，亦有发生于术后 3 天内的早期瘘，或发生于病人出院后的晚期瘘。

(1) 颈部吻合口瘘：多表现为颈部皮肤红肿、压痛、皮下气肿，并有腐臭脓液流出，切开引流后可见脓液，并可有食物残渣、口涎、胆汁等，患者伴有或不伴有发热。颈部吻合口瘘因位置表浅，易及时发现及诊断。

(2) 胸内吻合口瘘：一旦发生，患者多有明显的中毒症状。早期多有高热、剧烈胸痛、呼吸困难、术侧液气胸、中毒性休克，不及时处理甚至可引起死亡。发生于术后 1 周以上的胸内吻合口瘘，因肺已复张并有胸膜腔粘连，瘘相对局限，患者全身中毒症状可不明显，但仍有发热、胸闷等症状，需注意观察，以期及时发现，及时处理。

3. 辅助检查

食管癌切除行胸内吻合术后，若病人体温持续较高，不能恢复正常，特别是出现胸痛、气急等症状者，要高度怀疑吻合口瘘的发生，需行进一步辅助检查以明确诊断。

胸部X线平片可表现为包裹性积液或液气胸，特别是出现液气胸的病例，结合临床症状，基本可以诊断为吻合口瘘。但对于吻合口后壁小的瘘口，比较局限的瘘口，或瘘入纵隔的病例，则胸部平片上可无明显表现。

食管造影对诊断吻合口瘘很有帮助，需在立位和卧位多方观察，可以看到造影剂从瘘口溢入胸腔或纵隔，并可观察瘘口的大小和位置。特别是对于小的瘘口，有时需反复多次造影，严密、细致观察才能发现，不要轻易排除吻合口瘘的可能。对于容易误咽入气管的患者，则推荐使用碘油或泛影葡胺造影，因钡剂易沉积于细小支气管深部而难以经咳嗽排出。食管造影未能证实者，可考虑行胸部CT检查，有时可发现瘘入纵隔的病例。

胃镜检查不是常规，但对高度怀疑吻合口瘘，经无创检查未能确诊者，则可考虑行胃镜检查，可以看到瘘口的位置、大小，并能鉴别是吻合口瘘还是胸胃坏死穿孔。确诊后还可在胃镜引导下于十二指肠内置入鼻饲管以行肠内营养治疗。

一旦发现有胸腔包裹性积液或液气胸，应及早进行胸腔穿刺，必要时在B超引导下穿刺，若能抽得脓性液，特别是口服亚甲蓝后抽出蓝色胸液者，可确诊为吻合口瘘。

4. 治疗原则

颈部吻合口瘘容易早期发现和诊断，处理较简单，经积极引流、禁食、营养支持，很快便能愈合。

胸内吻合口瘘的处理原则是早期诊断、早期治疗，根据具体情况选择手术治疗或保守治疗，大部分病人以保守治疗为主。

（1）保守治疗：主要包括禁食、持续胃肠减压、持续有效的胸腔闭式引流、营养支持、预防并治疗心肺并发症。

在吻合口瘘发生的早期，患者有持续高热、全身中毒症状明显，或合并有肺部感染时，应使用有效的广谱抗生素。一旦诊断明确，并进行有效的引流后，应考虑及时停用抗生素，此时患者体温可能会有反复，但不应再继续使用抗生素，以防出现耐药菌或二重感染。营养支持以肠内营养为主，早期患者肠道功能未完全恢复，或患者不能耐受肠内营养时，需适当地进行胃肠道外营养。

（2）手术治疗：只有极少数病人需要再次手术治疗。①早期吻合口瘘，患者全身状况较好，胸腔感染不重，可积极行二次剖胸瘘口修补，或行吻合口切除重新吻合；②瘘口较大且水肿、坏死、感染严重，行食管拖出外置，二期行结肠代食管，重建消化道；③胸腔引流不畅，再次进胸冲洗，重新置管引流。

（3）近来有报道胃镜下以带膜食管支架封堵瘘口成功。

5. 预后

颈部吻合口瘘预后佳，经积极处理后绝大多数很快便能愈合，但吻合口区或胃底大范围坏死者，瘘口靠瘢痕愈合后，易出现顽固性狭窄，严重影响患者的生活质量。

既往胸内吻合口瘘一旦发生，其死亡率可高达50%以上。近来随着吻合器的广泛使用，胸内吻合口瘘的发生率有所下降，而且随着肠内、肠外营养治疗的进展，其病死率已大大下降，在10% ~20%之间。

三、乳糜胸

1．发生原因

食管癌手术时损伤胸导管，而术中未及时发现，造成术后乳糜胸，其发生率为0.4% ~2.6%。以下情况容易发生乳糜胸：①肿瘤有明显外侵；②术前放疗，局部组织水肿，质脆，容易损伤胸导管而引起乳糜胸；③胸导管变异引起的结扎不完全，或者手术中损伤胸导管变异的小分支。有报道预防性结扎胸导管后仍有0.64% ~0.80%的乳糜胸发生率。原因可能为胸导管结构的特殊性及变异，少数患者的胸导管在膈上分为2支，可能仅结扎了胸导管的一个分支，未结扎主干而造成乳糜胸。

2．临床表现与体征

大多发生于术后3 ~5天，从胸管引出大量液体，早期多呈血性或淡黄色，清亮，患者进食后，特别是使用乳剂后，可引出乳白色胸腔积液，一般每日500 ~1000ml，量多时每日可达2000ml以上。胸管已拔除的病人，则表现为胸水压迫而引起的心悸，气促，呼吸困难，体征上有纵隔移位，心率加快，血压下降，患侧呼吸音降低，叩诊呈浊音，胸腔穿刺可抽出大量淡黄色液体或乳白色液体。如果乳糜渗漏严重或持续时间较长，会出现营养不良的表现，患者消瘦、神志淡漠、水和电解质失衡。

3．辅助检查

（1）乳糜液 5ml 装入试管内加少量乙醚进行震荡，乳白色牛乳状颜色消失，胸液转为澄清。

（2）胸液中含有微小的游离脂肪滴，脂肪含量高于血浆。

（3）胸液涂片后在显微镜下进行观察，可见清亮脂肪滴。

（4）苏丹Ⅲ染色后显微镜下观察，胸液中有脂肪滴。

（5）胸液中甘油三酯含量 >100mg/100ml，胆固醇/甘油三酯比值 <1。

（6）胸腔积液培养无细菌生长。

4．治疗

（1）保守治疗：胸腔每日引流量在 500ml 左右时，尽量保守治疗：禁食，充分有效的胸腔闭式引流以使肺充分膨胀，静脉高营养支持治疗。亦可考虑胸腔内注入粘连剂如 50% 葡萄糖 + 利多卡因、滑石粉等。经保守治疗后，约 50% 病例可愈合，另外病例需手术治疗。

（2）手术治疗：若胸腔每日引流量在 1000ml 以上，或经保守治疗数天后引流液不见减少，就有手术结扎胸导管的指征。术前 2 小时口服或鼻饲牛奶 200ml，以利术中胸导管瘘口的寻找，应尽量找到瘘口进行缝扎，若实在找不到瘘口，则在膈肌上行低位胸导管结扎（一般在膈上胸 8～10 水平结扎）。结扎完毕检查术野无明显渗液，且结扎下方胸导管明显肿胀说明结扎可靠。

5. 预后

保守治疗的死亡率可高达 50%，经积极手术处理，疗效满意。

四、吻合口狭窄

1. 发生原因

食管癌术后吻合口狭窄发生率 0.5%～9.5%。其引发原因较多，如吻合技术、吻合方式、黏膜对合不佳、黏膜下组织嵌入、吻合口包套形成狭窄环、吻合口瘘、患者瘢痕体质，术后结缔组织增生等。近年来使用吻合器吻合，吻合口狭窄的发生率有明显上升趋势。

2. 临床表现

患者表现为术后又出现进食不畅，多发生于术后 2～3 月，并逐渐加重，出现呕吐、消瘦、贫血等症状，严重时完全不能进食。

3. 辅助检查

上消化道造影和电子胃镜检查可明确诊断，胃镜检查尚可区别是良性狭窄还是肿瘤复发引起的狭窄。

4. 治疗

（1）食管扩张术：有探条扩张术、球囊扩张术，操作简单、安全、并发症少，患者易于接受，适应证广，一般每周 1 次，连续 2～3 次，但有时需反复扩张治疗。

（2）支架置入术：是较成熟的治疗手段，适用于反复扩张无效的顽固性吻合口狭窄，癌复发等，可取得满意的近期效果。其不良后果主要有反流、支架移位脱落和肉芽组织增生所致再狭窄等，但由于只适宜吻合口在胸锁关节平面以下的患者，限制了它的治疗范围。

（3）微波、激光治疗：破坏吻合口瘢痕狭窄环，有一定的近期疗效，但反复治疗可使瘢痕组织增厚，对后续治疗不利。

（4）再次手术治疗：很少采用，可用于扩张治疗无效的重度吻合口狭窄。

五、喉返神经损伤

1. 发生原因

（1）双侧喉返神经走行于气管食管沟内，而食管癌在其周围淋巴结的转移率较高，术中需清除此区域的淋巴结，容易损伤喉返神经。

（2）食管中上段肿瘤可直接侵犯喉返神经，或转移的淋巴结侵犯喉返神经，为求彻底切除肿瘤而切除喉返神经。

（3）解剖游离食管中上段时，如过度牵拉迷走神经，或食管拔脱术时，容易损伤喉返神经。

（4）喉返神经走行变异，且神经很细，在游离食管时易损伤。

2. 临床表现

若为一侧喉返神经损伤，患者出现声带麻痹，声音嘶哑，进食流质时易误咽入气管而出现呛咳。

又因声门关闭不全，难以进行有效咳嗽、咳痰，易出现肺部并发症。

若为双侧喉返神经损伤，则可为致命的并发症，患者易发生窒息，需行气管切开。

3. 辅助检查

间接喉镜或纤维喉镜检查可见损伤侧声带固定。

4. 治疗

术后发现的单侧喉返神经损伤无需特殊处理，观察即可。若为电刀引起的喉返神经热损伤，或周围组织水肿压迫喉返神经引起的声音嘶哑，喉返神经未切断，则多在术后3~4月恢复。若喉返神经被切断，则半年以后，由于健侧声带的代偿作用，其临床症状会有所改善。

六、胃排空障碍

1. 发生原因

食管癌切除术后胸胃功能性排空障碍确切原因尚未明确，可能与下列因素有关：

（1）手术切断双侧迷走神经，术后胃张力和正常生理功能也随之改变，是术后胃排空障碍的主要原因。

（2）术后胃由原来的腹腔正压环境变为胸腔负压环境，胃和十二指肠的压力梯度减少，不利于胃排空。右胸内胃食管吻合后胃瘫的一个主要原因可能为腹内压高导致胃被挤压到胸腔内而造成胃扩张和内容物滞留。

（3）术中挫伤胃壁，引起胃组织黏膜充血水肿造成胃蠕动无力。

(4) 颈部吻合者，幽门附近游离不充分受牵拉使胃窦部和幽门呈扁平伸拉状态，导致幽门开启困难，并可能处于痉挛状态。严重胸胃扭转导致幽门开启不畅。

(5) 不良精神刺激造成高级神经功能紊乱，致使已被扰乱的胃肠功能恢复缓慢。

(6) 高龄、营养不良、糖尿病、贫血、低蛋白血症是诱发本病的主要因素。

2. 临床表现及体征

食管癌术后拔除胃管，在进食流质改为半流质时，病人表现为胸闷、憋气、上腹部饱胀不适、呃逆、嗳气，继而出现恶心、呕吐，呕吐物为胃内容物，有酸臭味，有时伴有低热，查体术侧呼吸音低，叩诊呈浊音，上腹部饱满，轻压痛，无肠鸣亢进及气过水声。胃肠减压后症状消失，夹闭胃管后症状重新出现，X 线检查见胸胃明显扩张，胃内有较大的液平面，进一步复查钡剂仍停留胃内，应考虑胃排空障碍的可能。

但需要鉴别其为功能性还是机械性梗阻：①机械性者发病早，症状较重，胃液引流量较多，少见胆汁成分；功能性发病时间不定，症状多数较轻，胃液引流量少，可见胆汁；②造影见梗阻部位不在幽门，胃蠕动波正常或增强，则基本可断定为机械性；若在幽门见梗阻处钡剂形状比较圆钝，看不到胃蠕动波或有少量钡剂通过，则考虑功能性的可能性大。

3. 治疗

机械性梗阻则需要手术治疗：而功能性保守治疗即能治愈，一般于 2 ~4 周后均能恢复，但也有持续长达数月者。

（1）术中要充分游离胃窦和幽门附近的粘连并打开十二指肠的侧腹膜以避免因胃牵拉上提时受压梗阻。另外，为避免右胸内胸胃的扩张和滞留，建议在腹腔内做好胃管后再上提，必要时可在膈肌裂孔处缝合一到两针固定胸胃。

（2）禁食，持续有效胃肠减压。

（3）置入十二指肠营养管给予肠内营养支持。

（4）静脉点滴红霉素，有明显减少胃潴留，增强胃收缩的作用。

（5）应用 H_2-受体阻滞剂、生长抑素等减少消化液分泌。

（6）经胃管注入高渗盐水洗胃，以刺激胃窦部蠕动。

（7）应用促进胃肠动力药物，如甲氧氯普胺（胃复安）、多潘立酮（吗丁啉）、莫沙必利。

（8）胃镜检查，刺激胃壁数次后，有些病人可治愈。

七、膈疝

1．发生原因

食管癌术后膈疝发生率在 0.28% ~0.84% 之间。其发生原因与下列因素有关：

（1）膈肌与胃固定之缝线间距过大、撕脱、缝线断开或缝线结扎不紧或缝合深度不够。

（2）胃体后方膈肌脚处及胃膈三角未缝合或缝

合间距过大。

（3）术后剧烈咳嗽、呕吐或便秘导致胸、腹压增加，膈肌缝合部位部分撕裂，腹腔脏器疝入胸腔。

（4）膈肌切口感染致愈合不良，胃结肠韧带游离不足、术后腹内压增加时逐渐发生牵拉，以及手术操作引起脾脏的移动也是诱发因素。

2. 临床表现

可发生术后早期，亦可发生于术后 1 年或更长时间以后。疝内容物多为小肠，但亦可能为结肠、脾脏，几乎都发生于左侧膈肌切口处。早期膈疝主要的临床表现为术后突然不同程度的胸腹部症状，有时伴有肠梗阻症状，如果腹腔脏器大量进入胸腔压迫心肺，可出现胸闷、气短及呼吸困难。出现嵌顿或绞窄时，出现剧烈腹痛或胸剧痛，部分病人出现恶心呕吐，停止排气及排便，严重时出现休克。

3. 辅助检查

膈疝患者的 X 线检查常常表现为胸腔出现肠袢影或多个气液平面，甚至可出现一个较大的液平面，这是诊断膈疝的可靠依据。

胸部 CT 在诊断方面有其独特的优势，可清晰地显示胸腔内除胸胃以外的肠道空腔脏器阴影，从而排除了其他影像学上的干扰，能更好地了解疝内容物的性质及部位，有利于手术路径的选择。

4. 治疗

食管癌术后并发膈疝一旦确诊，应积极手术治疗，将疝内容物还纳到腹腔，并仔细修补膈肌裂孔；对于因嵌顿或绞窄发生肠坏死者，则要切除坏死的肠管。

八、胸胃坏死穿孔

1. 发生原因　发生率在0.12%～7.4%。

（1）误扎网膜右血管直接造成胸胃血供障碍。

（2）术中对胃壁过度牵拉、捻挫、挤捏或钳夹，造成胃壁组织局部严重挫伤及血肿形成。

（3）高位吻合（胸顶或颈部）因胃的松解不够加上胃的重力作用，可使胸胃网膜血管弓受到牵拉而造成血供受损。

（4）胃壁黏膜应激性溃疡穿孔。

（5）胸胃扭转致绞窄。

（6）术中胸胃悬吊固定或包埋，术后咳嗽等使胃壁牵扯撕裂。

（7）术前患者精神过度紧张，术中、术后低血压或低氧血症，可直接或间接地导致胃壁缺血坏死，低血压又可反射地引起血管痉挛及血栓形成，尤其在有动脉硬化老年患者更易出现胸胃血供障碍。

2. 临床表现

除发热、脉快，胸痛及气急等胸内感染和液气胸的一般吻合口瘘的临床表现外，由于胸胃坏死穿孔多较大，胃内容溢入胸腔较多，胸内感染严重而不易局限，故症状出现的早且重，但与吻合口瘘常不易区别。大部分是在第二次剖胸探查时发现并诊断的。

3. 治疗

有人认为对穿孔直径<0.5cm者宜采用保守治疗（胃肠减压、胸腔引流、空肠造瘘供给营养等）。多

数认为及时诊断和尽早手术是降低死亡率的关键，术中对残胃充分松解，坏死范围小者，可剪除坏死边缘后单纯缝合修补，并以带蒂组织瓣缝盖；范围大者，切除坏死组织后行更高位的吻合以恢复消化道连续性。其他措施包括术后引流，使用有效抗生素及营养支持。

4. 预后

一旦发生胸胃坏死穿孔，病情凶险，死亡率高，但若及时处理，预后通常比胸内吻合口瘘要好。

九、其他并发症

1. 肺部并发症

食管癌病人多年龄较大，常合并肺气肿、慢阻肺，且常年吸烟，再加上术后切口疼痛，不能进行有效咳嗽、咳痰，其他重要原因包括术中和术后输液过量导致急性相对性肺水肿，故食管癌术后肺部并发症发生率较高，最常见的为肺炎、肺不张及呼吸功能衰竭。

病人临床表现不一，一般有气促或呼吸困难、咳脓痰、心率加快、发热、烦躁不安，严重时出现发绀、昏迷等。

治疗原则：加强呼吸道护理，鼓励、协助病人进行有效咳嗽、咳痰，选用有效抗生素，增强机体免疫力和抵抗力。如经积极处理仍无效果，氧饱和度持续 $<90\%$，呼吸频率 >40 次/分，则提示需行动脉血气分析和呼吸机支持治疗。

2. 心血管系统并发症

食管癌多发生于老年人，术前多有高血压、冠心病等心脏疾病，由于手术和麻醉的刺激，加上术后早期血容量不足、疼痛、呼吸功能降低导致低氧血症等，术后心血管系统并发症发生率也较高，最常见为心律失常，发生率大约为40%，包括窦性心动过速（缓）、阵发性室上性心动过速、房颤、室性期前收缩等。

治疗上应积极去除诱因，纠正缺氧，预防肺部并发症，以减少心血管并发症的发生，并选用有效药物（维拉帕米、毛花苷C、普罗帕酮）纠正心律失常。

3. 单纯性脓胸

发生率2%～4%，主要原因为术中胸腔污染，以及术后的继发性感染。患者出现发热、胸痛、咳嗽、气急等，严重者可出现感染性休克。

胸腔穿刺抽出脓性液或胸液涂片及培养发现细菌便可确诊。

治疗：胸腔闭式引流、使用敏感抗生素、营养支持。

4. 主动脉食管瘘

这是一种少见但十分严重的并发症，可引起致命的上消化道大出血，死亡率几近100%，是由于主动脉及其分支受吻合口部溃疡腐蚀或因吻合口瘘脓胸感染的侵袭引起。虽然成功率很低，但只要有可能，仍应急诊进行手术治疗，包括主动脉瘘口缝合或修补，或人工血管置换，食管外置和胃造瘘。

5. 食管（胸胃）气管或支气管瘘

文献报道很少，且多为食管癌术后再经多次放化疗后发生病例。食管（胸胃）气管或支气管瘘发生的其他原因包括使用电刀或超声刀导致的气管膜部或胃壁损伤穿孔等。

术后早期发生的食管（胸胃）气管或支气管瘘多由于吻合口瘘或胸胃瘘导致吻合口或胸胃与左主支气管或气管相通，临床表现为呛咳、发热、肺部感染、呼吸困难等。患者多先有吻合口瘘或胸胃瘘发生，突起剧烈呛咳，咳出脓性或胃液样物，平卧位时加重，坐立位或半卧位时减轻。

上消化道造影（宜用碘油或泛影葡胺）可以看到造影剂溢入气管或支气管，但由于患者呛咳明显，有时难以明确瘘口的具体位置。胸部 CT 检查可以看到两肺弥漫性间质炎症，或有范围不等的肺实变，有时在肺窗可以看到较大的瘘口。电子胃镜或纤维支气管镜可以直接观察到瘘口，并能了解瘘口的大小，对于食管（胸胃）气管瘘的诊断具有重要意义。

食管（胸胃）气管瘘一旦发生，预后极差，死亡率极高。因多数病人体质较差，肺部炎症明显，故难以耐受手术；即使手术治疗，由于瘘口周围有严重感染，修补成功率不高，故多采用保守治疗。①保守治疗：禁食、持续有效的胃肠减压、肠内外营养支持、选择有效抗生素控制感染、抑制胃酸分泌等；②手术治疗：对于保守治疗无效，且患者身体状况能耐受手术者，可考虑以带蒂肌瓣修补或填塞瘘口；③气道内支架置入治疗：随着材料与技术的进步，带膜气管支架的应用越来越多，取得了理想疗效。但需要根据病人气道的大小、瘘口的位置选择合适的支架，必要时需要定制。

6. 在腹部手术后可出现胰瘘、胆囊炎、胆石症等并发症。

参 考 文 献

1. 张效公. 高级医师案头丛书－胸外科学. 北京：中国协和医科大学出版社，2001，316－338.
2. 卫功铨. 食管外科手术技巧. 合肥：中国科学技术大学出版社，2000，265－272.
3. 刘连生，刘变英，肖振中，等. 应用带膜支架治疗胸内吻合口瘘. 中华胸心血管外科杂志，2000，16（5）:265.
4. 张坤谋. 胸内食管胃吻合口瘘的再手术治疗. 中华胸心血管外科杂志，2001，17（6）:357.
5. 周福有，马金山，张卫民，等. 616例食管癌术中常规胸导管结扎结果评价. 中国肿瘤临床，1996，23（2）:97－99.
6. 赵峻，张德超，汪良骏，等. 肺癌与食管癌术后乳糜胸的比较. 中华外科杂志，2003，41:47－49.
7. 齐同谦，李鸣，黄柒宾，等. 食管癌和贲门癌术后吻合口狭窄的预防和处理. 实用肿瘤杂志，2009，24（1）:77－78.
8. 屠一强，倪国兴，费苛，等. 食管癌术后喉返神经损伤的防治. 上海医学，1998，21（6）:361－362.
9. 李保东. 食管癌切除术后胃排空障碍的原因及防治. 肿瘤防治研究，2002，29（4）:324－325.
10. 赵云平，王如文，蒋耀光，等. 食管胃吻合术后胃排空障碍探讨. 消化外科，2004，3（1）:43－45.
11. 卢兆桐，孙桂武，朱荣，等. 食管贲门癌术后胸胃穿孔

和颈胃大片坏死九例分析。中华外科杂志，1994，32(9):559－560

12. 吴刚，赵明，韩新巍. 胸腔胃－气管（支气管）瘘的诊断与治疗进展. 世界华人消化杂志，2007，15（24）:2572－2574.

第八章 食管癌术后辅助治疗

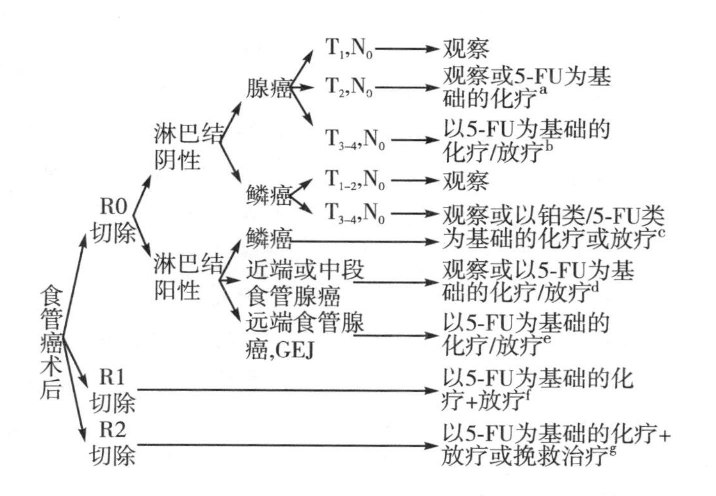

标注：

a. 对于部分$T_2N_0M_0$的食管腺癌患者，可以进行观察，若复发风险高者，可以考虑行以5-FU类为主的化疗或联合局部放疗，此类治疗可能降低复发。

b. 对于$T_3N_0M_0$的食管腺癌患者建议术后行以5-FU类为主的化疗或联合局部放疗，降低复发的风险。

c. 对于食管鳞癌术后的患者，建议观察。目前的证据显示能降低复发风险，有一定的生存优势。一项Meta分析显示，术后辅助化疗与单纯手术相比，

RRs 为 85% （$P=0.009$），死亡风险降低 17%。一项来自日本的Ⅲ期临床研究（JCOG9204）评价局部晚期食管鳞状细胞癌单纯手术与术后 PF 方案辅助化疗的疗效。共入组 242 例食管鳞癌患者，122 例单纯手术，120 例行术后辅助化疗，全组 5 年 DFS 分别为 45% 及 55% （$P=0.037$），而在淋巴结阳性患者中，5 年 DFS 分别为 38% 及 52% （$P=0.041$），5 年 OS 分别为 52% 与 61% （$P=0.13$），虽然无显著性差异，但有一定的延长趋势。另一项来自韩国的回顾性研究表明，对于食管鳞癌淋巴结阳性的患者，术后给予 PF 方案辅助化疗与单纯手术相比，3 年 DFS 分别为 47.6% 及 35.6% （$P=0.049$），5 年 OS 分别为 50.7% 与 43.7% （$P=0.228$），对肿瘤复发进行多因素分析，发现淋巴结转移数目及术后是否给予辅助化疗为独立预后因素。

d. 对于远端食管腺癌，目前划分为胃－食管交界处腺癌（GEJ），参照胃癌的治疗。

e. R1 切除的患者，考虑为姑息切除术后，联合放化疗降低复发及转移的风险。

f. R2 切除的患者，则进行挽救治疗。化疗以铂类为基础的化疗方案（铂类＋5-FU/紫杉类/喜树碱类），根据 REAL-2 试验证明在胃癌及胃食管结合部腺癌中，L-OHP 效果不亚于顺铂，Xeloda 效果不亚于 5-FU。紫杉类、喜树碱类药物和一些分子靶向药物的正在探索应用中。

＊如手术后病理残端镜下阳性或切除长度不足

的需进行术后放疗或放化疗。

＊＊食管中上段癌术后更倾向于进行放化疗，而下段癌更倾向于观察。

＊＊＊NCCN 食管癌治疗指南中认为食管癌术后无须放、化疗，但其主要资料来源多为腺癌，另外食管癌的生物学特性与地域也有一定的关系，因此多数中国学者认为要根据术后病理的情况进行选择性的放、化疗。

放疗方法：

通常进行普通放疗或适形放疗，总剂量 50～60Gy。

参 考 文 献

1. Ando N, Iizuka T, Ide H, et al. Surgery plus chemotherapy compared with surgery alone for localized squamous cell carcinoma of the thoracic esophagus: A Japan Clinical Oncology Group Study－－JCOG9204. J Clin Oncol, 2003, 21 (24): 4592－4596.
2. Lee J, Lee KE, Im YH, et al. Adjuvant chemotherapy with 5－fluorouracil and cisplatin in lymph node－positive thoracic esophageal squamous cell carcinoma. Ann Thorac Surg, 2005, 80 (4): 1170－1175.
3. Allum WH, Stenning SP, Bancewicz J, et al. Long－term results of a randomized trial of surgery with or without preoperative chemotherapy in esophageal cancer. J Clin Oncol, 2009, 27 (30): 5062－5067.
4. 黄伟钊，傅剑华，胡袆，等. 食管癌术后辅助化疗价值的 Meta 分析. 癌症，2006，25 (10): 1303－1306.

5. Cunningham D, Starling N, Rao S, et al. Capecitabine and oxaliplatin for advanced esophagogastric cancer. N Engl J Med, 2008, 358 (1):36-46.
6. R. Malthaner, RKS Wong, K Spitholff, et al. Rreoperative or Postoperative Therapy for Resectable Oesophageal Cancer: an Updated Practice Guideline. Clin Oncol, 2010, 22:250-256.
7. 肖泽芬，梁军，等. 食管癌根治术后预防性放射治疗的临床价值. 中国肿瘤临床，2002，24 (6):608-611.

第九章　食管癌治疗后复发与转移的治疗原则

一、概念

食管癌的根治方法首选为手术治疗，其次为放射治疗。食管癌根治性治疗后均有一定的复发率。

1. 局部复发（locoregional recurrence）

指发生于残食管、食管床、吻合口和食管淋巴结引流区的复发。常见部位包括食管床、吻合口、锁骨上－颈部、纵隔以及腹腔动脉旁淋巴结。

2. 全身复发（systemic recurrence）

指肿瘤经过血行播散出现在全身其他脏器的复发。常见部位为肝、肺、骨等。

3. 其他较少见的复发

包括胸膜腔播散以及手术切口或胸腔镜操作孔种植复发等。局部与全身复发兼有者占12%。

二、术后随访

由于存在一定的复发率，食管癌患者术后应终生复查。90%的复发出现在术后3年内，因此，对于无症状者建议术后2年内每3～4个月复查1次，第3～5年每6个月复查1次，5年以后每年1次。对有症状者应及时予以相应的检查。常规复查项目包括详细的询问病史、体格检查、胸部X线片、血常规、肝肾功能全项、胸部＋腹部增强CT、上消化道造影、食管癌相关血肿瘤标志物等。若患者有吞咽困难症状则应行胃镜检查以评估吻合口是否复发或狭窄。另外，还需评估营养状况，包括体重、蛋白状况、血红蛋白等。

三、治疗原则

延长生存，改善生活质量。包括针对局部复发的以治愈为目的的再根治手段；和针对不可治愈以减轻症状为目的的姑息治疗手段。具体方法有：手术治疗、放射治疗、内科治疗和最佳支持治疗。

1．外科治疗

（1）根治性放化疗后病变局部复发，首先要行手术的可行性评估，争取手术治疗。

（2）根治性手术后出现的残食管癌、残胃癌和吻合口复发的病人，应进行严格的评估，判断肿瘤学层面能否达到再根治；外科学层面技术是否可行；全身情况（内科学）是否安全。对肿瘤学上能达到再根治切除、外科学上切除－重建技术可行及全身状况良好能耐受手术的那部分患者则仍应积极行二次根治术。

（3）手术前更严格的多学科评估是手术成功地必要条件。胃镜、胸/腹部增强 CT、上消化道造影、纤维支气管镜检查及全身 PET/CT，其中 PET/CT 扫描有助于远处脏器转移的评估。

2．放射治疗

对治疗过程中未接受过放疗的局部复发尤其是沿食管走行的食管引流淋巴结复发，应在营养支持治疗的前提下行根治性放疗、序贯性放化疗或同步放化疗。肿瘤总体积（GTV）应该包括原发肿瘤和经过 CT 扫描、钡餐、EUS 和 PET/CT 扫描鉴定的转移淋巴结。临床肿瘤体积（CTV）包括微转移的区域。计划肿瘤体积应该包括肿瘤加上距肿瘤两端 5cm 和放射范围的 1.5～2cm。推荐 50～50.4Gy 的剂量，每天 1.8～2 Gy。必须尝试降低对重要器官的放射剂量，包括肝（60% 肝 < 30Gy），肾（至少 2/3 肾 <20Gy），骨髓（<45Gy），心脏（1/3 心脏 <50Gy，需保证左心室剂量最小）及肺。对病人进行密切观察和支持治疗。放疗期间，病人至少 1 次/周接受检查，包括了生命体征、体重和血细胞计数。适当情况下，可预防性给予止呕剂、止泻药和制酸药。如果病人摄入热量不足，小于 1500kcal/d，可考虑口服、肠内管饲或静脉给予高营养。必要时，行空肠造瘘进食，以保证足够的热量摄入。

3．化学治疗

虽然，一直无Ⅲ期临床试验，对已有远处转移但全身情况良好，能够耐受化疗者应予以全身化疗。方案仍以顺铂 +5-FU（DF）方案及其变体为最常用，其中，紫杉类药物联合铂类取得了更好的效果。其他有效的药物包括表柔比星、伊立替康、卡培他滨。对 Karnofsky 评分 < 60 分或 ECOG > 3 分的病人，应只给予最佳支持治疗而不建议化疗。若 2 个疗程后无改善，只能给予最佳支持治疗。鼓励病人参与正在开展的临床试验。须强调的是，对接受化疗的患者始终要作好以营养支持为主的支持治疗。

4．最佳支持治疗

无论疾病的分期如何也无论采取什么治疗，对食管癌患者最佳支持治疗的目的均在于减轻患者痛苦、改善患者及家庭的生活质量，并提高患者对各种根治或姑息治疗的耐受程度。最佳支持治疗需要多学科协作支持。

（1）吞咽困难：吞咽困难是食管癌最最常见的症状，也是影响患者生活质量的最直接的症状。放置“鼻－空肠/胃”饲养管或空肠造瘘可提供足够的水分和营养，是最常用和实用有效的方法。其他有效方法包括：内镜下治疗（内镜疏通，放置长期或临时的固定人工支架，SEMS）。氩气刀治疗、内镜下注射乙醇、放疗、腔内近距离放疗、激光治疗、光动力疗、单独放疗或联合放射增敏剂等。尽管有多种方法可以选用治疗吞咽困难，但最佳治疗仍然存在争议。对于吞咽困难，单剂量的近距离放疗相对于放置固定人工支架有更低的并发症和更好的长期缓解率。光疗联合自展式（金属）支架对食管腺癌病人的吞咽困难也有较好的缓解。放置临时的 SEMS 联合放疗，相对于长期支架置入，可以提高生存率。尽管 SEMS 是气管食管瘘病人的推荐治疗方法，但它不是一个有效的内镜入路。总之，治疗吞咽困难的方法选择必须个体化。

（2）疼痛：病人经受肿瘤相关的疼痛应该给予评估和治疗，参见 NCCN 成人肿瘤疼痛治疗指南。其中，放置支架后的严重的不可控制的疼痛，支架必须取出。

（3）出血：食管癌病人的出血可继发于肿瘤相

关的主动脉食管瘘。手术和/或内镜治疗是肿瘤出血危险的病人的治疗方法。发生于肿瘤表面的出血可以用内镜电凝技术如双极电凝或氩气刀处理。

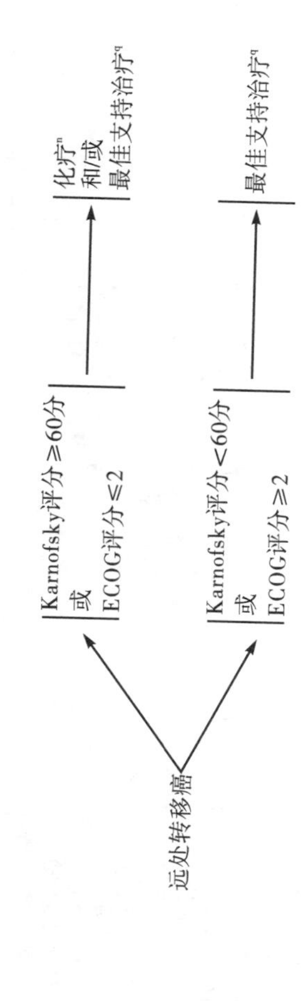

[n]参见化学治疗原则
[q]参见最佳支持治疗原则

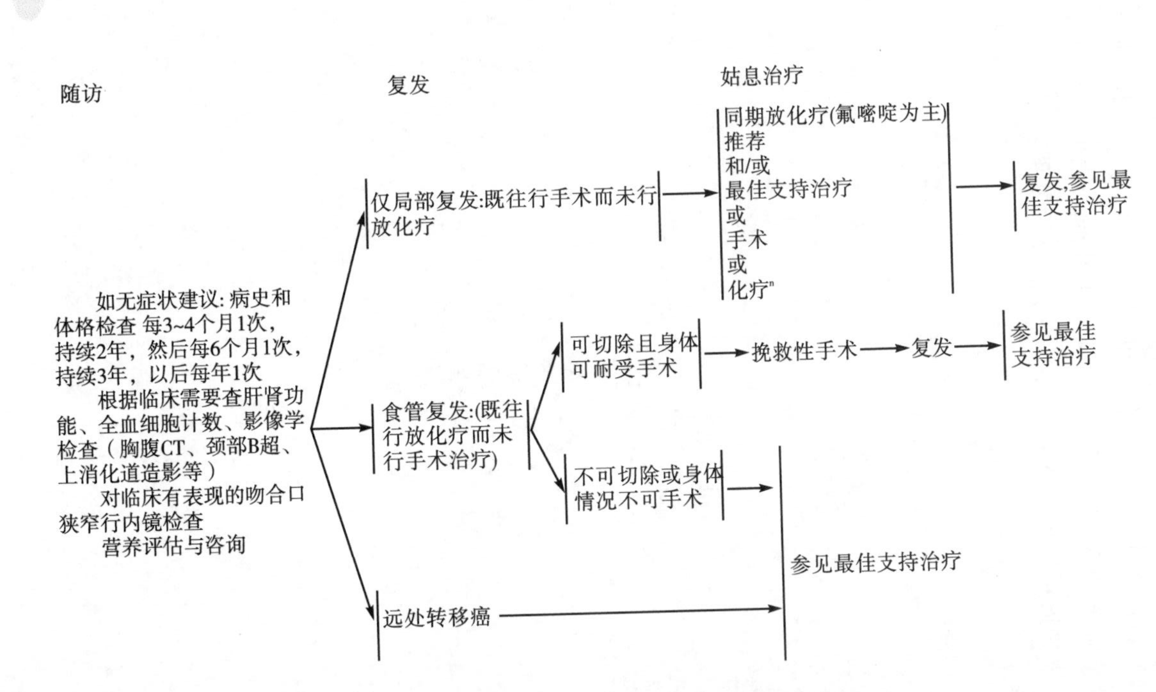
随访
复发
姑息治疗
如无症状建议：病史和体格检查 每3~4个月1次，持续2年，然后每6个月1次，持续3年，以后每年1次
根据临床需要查肝肾功能、全血细胞计数、影像学检查（胸腹CT、颈部B超、上消化道造影等）
对临床有表现的吻合口狭窄行内镜检查
营养评估与咨询
仅局部复发:既往行手术而未行放化疗
同期放化疗(氟嘧啶为主)
推荐
和/或
最佳支持治疗
或
手术
或
化疗ⁿ
复发,参见最佳支持治疗
食管复发:(既往行放化疗而未行手术治疗)
可切除且身体可耐受手术
挽救性手术
复发
参见最佳支持治疗
不可切除或身体情况不可手术
远处转移癌
参见最佳支持治疗

参 考 文 献

1. Nakagawa S, Kanda T, Kosugi S, et al. Recurrence pattern of squamous cell carcinoma of the thoracic esophagus after extended radical esophagectomy with three – field lymphadenectomy. J Am Coll Surg, 2004, 198 (2): 205 – 211.
2. Abate E, DeMeester SR, Zehetner J, et al. Recurrence after esophagectomy for adenocarcinoma: defining optimal follow – up intervals and testing. J Am Coll Surg, 2010, 210 (4): 428 – 435.
3. Stephen G. Swisher MD, Paula Wynn, et al. Salvage esophagectomy for recurrent tumors after definitive chemotherapy and radiotherapy. J Thorac Cardiovasc Surg, 2002, 123 (1): 175 – 183.
4. Muro K, Hamaguchi T, Ohtsu A, et al. A phase Ⅱ study of single – agent docetaxel in patients with metastatic esophageal cancer. Ann Oncol, 2004, 15 (6): 955 – 959.
5. Mühr – Wilkenshoff F, Hinkelbein W, Ohnesorge I, et al. A pilot study of irinotecan (CPT-11) as single – agent therapy in patients with locally advanced or metastatic esophageal carcinoma. Int J Colorectal Dis, 2003, 18 (4): 330 – 334.
6. Urba SG, Chansky K, VanVeldhuizen PJ, et al. Gemcitabine and cisplatin for patients with metastatic or recurrent esophageal carcinoma: A Southwest Oncology Group Study. Invest New Drugs, 2004, 22 (1): 91 – 97.
7. Javle M, Ailawadhi S, Yang GY, et al. Palliation of malignant dysphagia in esophageal cancer: A literature – based review. J Support Oncol, 2006, 4 (8): 365 – 373, 379.
8. Adler DG, Baron TH. Endoscopic palliation of malignant dys-

phagia. Mayo Clin Proc, 2001, 76 (7): 731 – 738.
9. Homs MY, Steyerberg EW, Eijkenboom WM, et al. Single – dose brachytherapy versus metal stent placement for the palliation of dysphagia from oesophageal cancer: Multicentre randomised trial. Lancet, 2004, 364 (9444): 1497 – 1504.

第十章　不可切除食管癌治疗原则

不可切除食管癌患者包括不可切除和不适合手术者两类病人。不可切除食管癌包括新版食管癌TNM分期中的T_{4b}，N_0～N_3和Ⅳ期病人（AJCC2009）。不适合手术治疗的食管癌包括严重心、肺、肝、肾功能不良、造血系统疾病、免疫系统疾病、恶病质等不能耐受手术的病人。对于这两类病人治疗方法包括：以放疗和化疗为主的综合治疗、姑息治疗和支持治疗。

一、综合治疗

1. 同期化放疗

对于T_{4b}，N_0～N_3病人同期化放疗能增强食管癌局部肿瘤的控制和减少远处转移，提高患者的生存率。同期放化疗后经详细检查降期者如有手术完全切除可能者可以考虑手术治疗。请参见以手术为主的食管癌综合治疗（11章）或食管癌化疗（13章）或食管癌放疗（14章）章节。

2. 联合化疗

食管癌联合化疗优于单药化疗。部分病人如不能耐受常规化疗或活检标本经基因检测有表皮生长因子受体基因外显子突变者可考虑试用靶向药物治疗。具体参见食管癌化疗原则章节（13章）。

二、姑息治疗

对于Ⅳ期食管癌病人，只适合姑息治疗，目的是减轻症状，延长生存期。可以给予姑息化疗或姑息放疗加支持治疗。具体参见食管癌化疗原则（13章）、食管癌放疗原则（14章）和最佳支持治疗（15章）等章节。

三、支持治疗

对不能耐受放化疗和不能手术切除的病人，加强支持治疗是一个合理的选择。请参见最佳支持治疗章节（15章）。

第十一章　以手术为主的食管癌综合治疗原则

多年来外科手术治疗食管癌一直为首选手段，但远期疗效近些年来未得到明显提高，目前医院所面对的治疗对象大部分为中、晚期患者，因此单一手术治疗难以达到满意的治疗效果。在长期临床实践过程中使大家进一步认识到对局部中晚期食管癌患者根据循证医学原则，把手术、放疗、化疗、生物治疗等有效方法合理运用进行以手术为主的综合治疗，对局部中、晚期患者提高疗效有其积极作用，并已成为旨在改善预后的有益策略。

一、术前辅助治疗

1. 术前放疗

术前放疗是最早被应用于食管癌综合治疗中的方法，术前照射后癌细胞增殖活力降低，肿瘤原发灶缩小，肿瘤与周围器官的癌性粘连转变为纤维性粘连，易于手术切除而提高其手术切除率，术前照射还可使癌周小血管和淋巴管闭塞，减少手术造成的肿瘤扩散和转移的机会。适于肿瘤体积较大，有一定外侵或位置偏高之病例，估计手术不易切除或不易彻底切除者，通过术前放疗再做评估，可使一部分患者获得手术切除机会。长期以来已有不少研究报告，但对其评价不一。详研国内几家报告结果并结合长期临床实践，提示我们术前放疗在食管癌综合治疗中有应用价值。

中国医科院肿瘤医院汪楣报道418例食管癌术前放射治疗的前瞻性研究结果，放疗+手术组与单一手术组分别为195例和223例，术后病理淋巴结转移率分别为22.3%和40.8%（$P<0.01$），术后5年生存率为42.8%和33.1%（$P=0.024$）。河南省肿瘤医院胸外科采用回顾性分析术前放疗654例，放疗反应Ⅲ级者术后5年生存率为43.2%明显高于单一手术组的32.0%。术后病理淋巴结转移率术前放疗组与同期单纯手术组分别为17.0%和42.4%（$P<0.05$）。河北医科大学第四医院报告术前放射治疗随机研究结果，放疗+手术组及手术组各100例，病理淋巴结转移率分别为7.8%和20.0%（$P<0.05$），术后5年生存率分别为34.4%和30.0%（$P>0.05$）。

术前放疗可以提高手术切除率并不增加手术并发症，术前放疗能够降低术后病理淋巴结转移率，术前放疗有可能会提高远期生存率，其肿瘤放射反应与生存率成正相关。

目前采用的放射剂量多为40Gy/20次/4周。放射治疗后手术时间过去多提倡为2~4周。随着放射生物学的进展。考虑到术前剂量放疗之后正是肿瘤干细胞加速再增殖的时间，在手术前休息的2~4周中残余肿瘤细胞增殖更快，建议缩短放疗后与手术间隔时间。根据作者多年来千例以上放疗后手术经验，放疗两周后组织水肿已基本消失，瘢痕组织也较易分离，术中无出现大出血风险，并发症与单一手术者无大差异，因而认为应在放射治疗后两周即行手术治疗较为适宜。

2．术前化疗

亦称新辅助化疗，是相对于传统的术后辅助化疗而言。其目的是降低肿瘤活性，消除微小转移灶，降低肿瘤 T 及 N 分期，提高手术切除率进而改善患者预后。新辅助化疗国内外研究虽多但文献报告结果多不一致。Kelsen 等（1998 年）报告了 440 例临床结果，认为 DDP－5-FU 化疗无明显生存收益。Stilidi 等（2006 年）报告术前用顺铂为基础的化疗后手术治疗食管癌 78 例，与单一手术相比 3 年无病生存率分别为 58.3% 和 27.7%，提高了生存时间。Cochrahe（2005 年）综合报道 2051 例患者，6 个随机分组显示术前化疗提高生存率，4 个随机分组的研究结果显示联合化疗的生存率低于单纯手术组。从临床实践观察分析应该说食管癌的新辅助化疗还处在临床研究阶段，但其临床有效性已被越来越多的研究所肯定。因而，多数人认为凡超过 T_2 期及有任何淋巴结阳性的食管癌患者给予术前化疗都可能受益。

其基础方案均以含铂类为主的联合化疗方案为主，其中 DDP＋5-FU、DDP＋CF/5-FU 方案较为常用。近期 PTX＋DDP 方案也已多用。

过去多提倡术前化疗 2～4 个周期，从多年临床实践经验发现化疗后 2 个周期即可对疗效做出较为明确的估价，且 4 个周期的化疗有相当数量之病人均有不同程度的化疗反应而影响手术。建议化疗两周期进行疗效评估，对适于手术者休息两周即可行手术更为适宜。

3．术前联合放化疗

在局部中、晚期食管癌的综合治疗中，术前单纯放疗为局部治疗，不能控制微小转移，术前单纯化疗为全身治疗可以控制微小转移灶，但对局部控制率低。自 1992 年 Nygaard 等第一次报道食管癌术前放化疗的临床研究以来，术前联合放化疗的方法越来越多地被采用。术前放化疗有以下优点：①肿瘤血运完整，有利于保持靶病灶局部化疗药物强度和氧浓度；②术前患者耐受性较好；③可降低肿瘤病期，提高 R0 切除率；④早期消灭亚临床远处转移灶；⑤减少术中肿瘤种植转移；⑥术前放化疗还具有互相增敏的协同作用；⑦可作为肿瘤对化疗药物体内敏感性的评价。但对于新辅助治疗无效的肿瘤患者，则会影响手术切除的时机，甚至出现病情进展；新辅助治疗可能增加围术期并发症发生率与死亡率，而且可能导致放疗、化疗毒性相关性死亡。

2003 年，Urschel 等选择了 9 个随机对照临床试验（n = 1116）进行 Meta 分析，利用其中有全文发表的 6 个临床试验（n = 768）分析术前放化疗对食管癌生存率的影响，结果显示 1 年、2 年生存率的变化没有统计学意义，但提高了食管癌患者的 3 年生存率（OR 0.66；95% CI 0.47 ~ 0.92；P = 0.016）。2004 年，Fiorica 等也对这 6 个临床试验（n = 768）进行 Meta 分析，同样发现术前放化疗可提高食管癌患者的 3 年生存率（OR 0.53；95% CI 0.31 ~ 0.93；

$P=0.03$）。之后 Lee 和 Burmeister 和又先后报道了两个随机对照临床试验结果。2007 年胡巧英综合了所有 8 个随机对照试验（n = 1110）结果进行 Meta 分析，结果显示术前放化疗可以延长食管癌患者 1 年生存率（OR 1.33；95% CI 1.03～1.72；$P=0.03$）和 3 年生存率（OR 1.62；95% CI 1.19～2.20；$P=0.002$）。但 Urba 等（2001 年）认为术前放化疗与单一手术相比对改善食管癌长期生存无意义。Guillem 等（2003 年）将 247 例食管癌患者分成术前放化疗组和单纯手术组，术前放化疗组临床完全缓解者术后 5 年总生存率为 54%，明显高于单纯手术组的 25%，且在 60 例术前治疗有效患者中 56.7% 获得病理完全缓解。上海市胸科医院（2007）年报道局部晚期食管癌 43 例同期放化疗，43 例单纯放疗，结果放化疗组完全缓解率和总有效率（32.6% 和 90.7%），均显著高于单纯放疗组（13.3% 和 75.6%）。中山大学肿瘤防治中心（2008 年）报道 40 例胸段局部食管癌患者行术前放化疗，临床有效率 83%，根治性切除率 97.5%，病理完全缓解率为 23.8%，全组 1、3、5 年生存率分别为 66.9%、54.5%、44.9%。

目前使用化疗方案多为 DDP + 5-FU，PTX + DDP 等，亦有三药联用，2～3 个周期，放疗剂量多为 40Gy 左右/4 周。序贯或同期放化疗后 2～4 周手术。有报告显示三药联合应用增加治疗毒性作用而未见增加生存率，同期放化疗对远期生存率的影响似好于序贯性放化疗。术前化疗方案推荐：铂类（顺铂、奈达铂、草酸铂）、FU/卡培它滨、长春瑞滨、紫杉醇/多西紫杉醇，两药联合，3 周重复 1 次，共两个疗程；同期进行放疗，放射剂量：第 1～4 周（第 1～28 天）常规分割 2.0Gy/次或 IMRT，1 次/天，5 天/周，连续放疗；CTV 剂量 40Gy（36～46 Gy）。

术前放化疗中治疗相关的急性毒性来自照射区内部（如食管和胃黏膜，肺，心脏）和外部（如骨髓）快速分裂细胞的生物学效应。血液系统毒性是最常见的毒性，其主要是影响治疗的时限，基本上为可逆性毒性，同时应注意肺、食管、心脏的毒性。

既往研究结果表明，R0 切除和新辅助治疗后病理完全缓解率（pathological complete response，pCR）是提高食管癌长期生存率、降低局部复发率的独立预后因素。

基于以上的数据建议：治疗前临床分期为 $T_3N_0M_0$、$T_{1\sim2}$伴淋巴结转移、$T_{3\sim4}$伴或不伴淋巴结转移的可切除的胸段食管癌患者尤其是鳞癌患者，可采用术前放化疗。

国内术前联合放化疗起步较晚，如何选择合适的适应证和放化疗具体方案须依据病人个体情况和当地医疗条件慎重选择。并须努力积累资料，总结经验，以期求得适合我国国情的合理治疗方案。

二、术后辅助治疗

食管癌术后辅助治疗的目的主要是杀灭手术残留的肿瘤细胞及减瘤术后因负反馈作用而大量进入增殖周期的肿瘤细胞；消灭微小转移灶及主癌灶外

遗留癌灶和切缘阳性病灶，防止局部复发和远处转移，提高术后长期生存率。

1. 术后放疗

术后放疗能杀灭术中残留的肿瘤细胞，根除微转移病灶，因而对肿瘤外侵明显且有癌残留和（或）局部淋巴结转移者，术后放疗有助于加强局部控制，减少局部复发机会。肖泽芬报道了1986～1997年的495例食管癌手术治疗的结果，其中275例行单纯手术治疗，220例接受术后50～60Gy常规分割放疗。单纯手术组与术后放疗组5年生存率分别为37.1%和41.3%。术后病理检查转移淋巴结阳性者5年生存率分别为14.7%和29.2%。TNM分期为Ⅲ期者其5年生存率术后放疗组明显高于单纯手术组，分别为35.1%和13.1%。1994年刘明报道食管癌根治术后预防性照射组51例，单纯手术组53例，术后4年生存率分别为40.6%和18.8%，$P=0.055$，接近有统计学意义。进一步统计发现，食管癌浸透肌层者，4年生存率分别为38.5%和10.3%，$P=0.014$。虽然近30年来的研究并没有非常肯定术后预防性照射确实能够改善生存，但从一些研究结果可以看出姑息性手术后提倡预防性照射应该是有益的。

2. 术后化疗

对于预防术后全身转移，术后化疗是目前最为常用的有效方法。Mariette等（2003年）报道439例食管癌患者治愈性手术切除后，局部、区域和远处转移分别为12.1%、20.5%和19.8%，中位复发时间为12个月，故建议术后应尽早足量进行化疗十分必要。Lee 等（2005 年）同时期对 40 例食管鳞癌术后辅助化疗和 52 例单纯手术进行对比研究，其 3 年无病生存率分别为 47.6% 和 35.6%。上海胸科医院（2007 年）报道在胸段食管鳞癌患者中行优化治疗的临床研究，术后采用 FP 方案辅助化疗，术后化疗组的 3 年生存率优于单纯手术组（59.3% vs 39.8%）分层分析显示肿瘤侵犯至外膜的患者和已出现淋巴结转移的患者其术后化疗 3 年生存率显著高于单一手术组分别为 64.7% 比 24.3%（$P=0.020$）和 55.6% 比 27.6%（$P=0.022$）。对于食管癌彻底切除无高危因素者有文献报道术后辅助化疗与单纯手术相比术后 5 年生存率没有明显差异。目前大家认为对局部晚期食管鳞癌术后存有高危因素者给予辅助化疗有益于生存期的提高。

3. 术后放化疗

有关食管癌术后辅助放化疗的文献报道不多，Macdonald 等研究了手术加术后放化疗对于可切除的胃或胃食管交界部腺癌的治疗效果。556 例胃或胃食管交界部腺癌术后病人随机分为手术加放化疗组（5-FU/甲酰四氢叶酸）和单独手术组。单独手术组的中位总体生存时间为 27 个月，术后放化疗组为 36 个月，死亡风险比为 1.35。术后放化疗组的 3 年生存率（50% vs 41%）和 3 年无复发生存率（RFS）（48% vs 31%）均较高。术后放化疗显著改善了胃或胃食管连接处腺癌复发高危人群的总体生存率和无复发生存率。此研究的主要问题是有 54% 的病人为 D0 切除，仅有 36% 的病人为 D1 切除。然而，手术不是整个研究方案的一部分，病人在手术之后才随机入组。对于食管鳞癌，国外未见可作为可靠循证医学证据的临床随机对照研究，建议国内尽快开展本方面的临床试验。

基于以上的数据建议：食管癌及食管胃交界癌完全性切除术后不建议常规应用辅助放化疗，除非是开展临床试验。

4. 术后生物治疗

手术是解除肿瘤抑制免疫功能的有效手段，但手术也是对免疫功能的突发性打击。术后这段时间是机体免疫功能最低，肿瘤细胞生长指数最高，生长速度最快的阶段（术后残存的或散在的肿瘤细胞按照 Gompertzian 生长曲线增殖）。在这手术后短期内尚不允许应用化疗和放疗的情况下，应及时有力地使用生物反应调节剂进行生物治疗，帮助和促进机体免疫功能尽快获得恢复和提高，对有效地加快患者术后康复防止肿瘤复发和转移应有积极的作用。在食管癌术后 3 ~5 天无特殊不良反应者即可开始生物治疗。胸腺素类制剂、细胞因子、香菇多糖等为几种常用的药物。

参 考 文 献

1. 高宗人，赫捷. 食管癌. 北京：北京大学医学出版社，2008，239 –246.
2. 王士杰，王其彰. 食管癌与贲门癌. 北京：人民卫生出版社，2008，279 –282.
3. 汪楣，谷铣之，黄国俊，等. 食管癌术前放射治疗的前瞻性临床研究. 中华放射肿瘤学杂志，2001，10:168－172.
4. 肖泽芬，杨宗贻，王绿化，等. 食管癌术后淋巴结转移对生存率的影响和放射治疗的意义. 中华肿瘤学杂志，2004，26（2）:112－115.
5. Stilidi I，Bokhyan V，Tryakin A，et al. Preoperative chemotherapy followed by resection vs surgery alone for locally advanced esophageal carcinoma：Interim analysis of a randomized study. Proc ASCO，2006，24:4055.
6. Lee J，Lee KE，Im YH，et al. Adjuvant chemotherapy with 5－fluorouracil and cisplatin in lymph nodepositive thoracic esophageal squamous cell carcinoma. Ann Thorac Surg，2005，80（4）:1170－1175.
7. Nygaard K，Hagen S，Hansen HS，et al. Pre－operative radiotherapy prolongs survival in operable esophageal carcinoma：a randomized，multicenter study of pre－operative radiotherapy and chemotherapy. The second Scandinavian trial in esophagea cancer. World J Surg，1992，16:1104－1109.
8. Apinop C，Puttisak P，Preecha N. A prospective study of combined therapy in esophageal cancer. Hepatogastroenterology，1994，41:391－393.
9. Le Prise E，Etienne PL，Meunier B，et al. A randomized study of chemotherapy，radiation therapy，and surgery versus surgery for localized squamous cell carcinoma of the esophagus. Cancer，1994，73:1779－1784.
10. Walsh TN，Noonan N，Hollywood D，et al. A comparison of multimodal therapy and surgery for esophageal adenocarcinoma. N Engl J Med，1996，335:462－467.
11. Bosset JF，Gignoux M，Triboulet JP，et al. Chemoradiotherapy followed by surgery compared with surgery alone in squamou scell cancer of the esophagus. N Engl J Med，

1997, 337:161 - 167.
12. Urba SG, Orringer MB, Turrisi A, et al. Randomized trial of preoperative chemoradiation versus surgery alone in patients with locoregional esophageal carcinoma. J Clin Oncol, 2001, 19:305 - 313.
13. Lee J, Park S, Kim S, et al. A single institutional phase Ⅲ trial of preoperative chemotherapy with hyperfractionation radiotherapy plus surgery versus alone for resectable esophageal squamous cell carcinoma. Ann Oncol, 2004, 15:947 - 954.
14. Burmeister BH, Smithers BM, Gebski V, et al. Surgery alone versus chemoradiotherapy followed by surgery for respectable cancer of the oesophagus: A randomised controlled phase Ⅲ trial. Lancet Oncol, 2005, 6:659 - 668.
15. Urschel JD, Vasan H, Blewett CJ. A meta - analysis of randomized controlled trials that compared neoadjuvant chemotherapy and surgery to surgery alone for resectable esophageal cancer. Am J Surg, 2002, 183:274 - 279.
16. Fiorica F, Di Bona D, Schepis F, et al. Preoperative chemoradiotherapy for oesophageal cancer: a systematic review and meta - analysis. Gut, 2004, 53:925 - 930.
17. 胡巧英. 食管癌新辅助放化疗结合手术与单纯手术治疗随机对照试验的 Meta 分析. 中国肿瘤, 2007, 16:361 - 364.
18. Gebski V, Burmeister B, Smithers BM, et al. Survival benefits from neoadjuvant chemoradiotherapy or chemotherapy in oesophageal carcinoma: A meta - analysis. Lancet Oncol, 2007, 8:226 - 234.
19. Bedenne L, Michel P, Bouche O, et al. Chemoradiation followed by surgery compared with chemoradiation alone in squamous cancer of the esophagus. FFCD9102. J Clin On-

col, 2007, 25 (10): 1160 - 1168.

20. 杨弘，傅剑华，胡祎，等. 术前放化疗并手术治疗局部晚期食管癌. 中华医学杂志，2008，88（45）: 3128 - 3185.

21. Mulligan ED, Dunne B, Griffin M, et al. Margin involvement and outcome in oesophageal carcinoma: A 10 - year experience in a specialist unit. Eur J Surg Oncol, 2004, 30: 313 - 317.

22. Hofstetter W, Swisher SG, Correa AM, et al. Treatment outcomes of resected esophageal cancer. Ann Surg, 2002, 236: 376 - 384.

23. Kleinberg L, Knisely JP, Heitmiller R, et al. Mature survival results with preoperative cisplatin, protracted infusion 5 - fluorouracil, and 44 - Gy radiotherapy for esophageal cancer. Int J Radiat Oncol Biol Phys, 2003, 56: 328 - 334.

24. Macdonald JS, Smalley SR, Benedetti J, et al. Chemorationtherapy after surgery compared with surgery alone for adenocarcinoma of the stomach or gastroesophageal junction. N Engl J Med, 2001, 345: 725 - 730.

第十二章 食管癌内镜和微创外科治疗

外科手术切除仍旧是治愈可切除食管癌的主要治疗方案[1]。据统计，在可切除的食管癌患者中，手术切除食管癌的治愈率可达到40%。不开胸经食管裂孔食管癌切除术和Ivor Lewis食管切除术是传统的开放食管切除术（open esophagectomy，OE）中最主要的两种手术方式。无论是经食管裂孔食管癌切除术还是Ivor Lewis食管切除术都是复杂的手术，并且手术创伤大，在有经验的医疗中心仍有高达20%~40%的术后并发症和6%~7%的死亡率。尽管存在争议，部分临床观察已经发现，与传统的开放手术相比，食管微创切除手术（minimal invasive esophagectomy，MIE）术后的并发症和病死率不增加，但能减少患者疼痛，利于患者术后的恢复，从而早日返回正常的生活和工作当中[2-3]。目前，微创外科技术已有很大提高，有关MIE的治疗经验在不断丰富，国内外对于MIE的长期临床疗效也在进一步的研究之中。此外，对于早期食管癌，内镜下黏膜切除（endoscopic mucosal resection，EMR）和内镜黏膜下切除（endoscopic submucosal dissection，ESD）的5年生存率可达70%~100%[4-5]，已成为部分选择性早期食管癌的首选治疗方案。

一、早期食管癌内镜下治疗

早期食管癌内镜下治疗的主要方式是内镜下病变切除，其他方法包括内镜下冷冻消融、射频消融和光动力治疗等。在这里主要介绍内镜下病变切除（包括 EMR 和 ESD）。

1. 早期食管癌内镜下病变切除的适应证

根据 2012 年 NCCN 食管癌指南，EMR 主要适用于食管重度不典型增生、食管原位癌和黏膜内癌，即 T_{is} 和 T_{1a} 病变[6]。因为黏膜下食管癌（T_{1b}）的淋巴结转移率高，故不选择 EMR，而选择 ESD、常规或腔镜食管切除术。Motoyama 等[7]报道 17 例食管癌患者在接受 EMR 后，病理证实为 T_{1b} 病变，继而接受食管切除术，结果发现：5 例患者存在淋巴结转移（29%），13 例有脉管瘤栓（76%），说明 T_{1b} 期病人不适合内镜下黏膜切除术治疗。但是如果 T_{1b} 病人合并严重疾病，或一般状况差，不能接受食管切除，亦可考虑内镜下黏膜下切除（ESD）。

对于食管胃连接部癌，适应证同食管癌。

对于需行内镜下病变切除的食管癌或食管胃连接部癌，选择 EMR 还是 ESD，主要取决于治疗前超声内镜分期。

2. 食管癌内镜下病变切除的主要方式

内镜下黏膜切除术（EMR）分为吸引切除法和非吸引切除法。吸引切除法包括透明帽辅助内镜黏膜切除术（EMRC）、套扎辅助内镜黏膜切除术（EMRL）、分片透明帽辅助内镜黏膜切除术和分片套扎辅助内镜黏膜切除术；非吸引切除法包括直接电凝环切除法、双孔道协助电凝环切除法、切开电凝环切除法、黏膜分次切除法（EPMR）和电凝环分片切除法。以上各种操作方法的步骤虽略有不同，但其基本原则大体相同，其方法多是局部注射将黏膜与固有肌层分离，切除局部隆起的黏膜。

内镜黏膜下层剥离术（ESD）虽由内镜下黏膜切除术发展而来，但它更主要是强调黏膜下剥离过程，主要包括以下步骤：确定并标记边界（食管与食管胃连接部的病变）、黏膜下注射液体使病变组织充分抬举、肿瘤周边黏膜的预切除、肿瘤黏膜下层结缔组织的切除和术后基底的止血、防治穿孔处理。

内镜下黏膜切除术和内镜黏膜下层剥离术的主要并发症为出血和穿孔，均可在内镜下处理。

中国医学科学院肿瘤医院腔镜科对透明帽法内镜下黏膜切除术（endoscopic mucosal resection with cap，EMR-Cap）与多环黏膜套扎切除术（multi-band mucosectomy，MBM）的研究发现：EMR-Cap 组平均病变切除时间和治疗总时间分别为 26min 和 43min，明显长于 MBM 组的 10min 和 32min（$P=0.036$，$P=0.038$）。切除病变总厚度和黏膜下切除深度两组差异无统计学意义（均 $P>0.05$）。EMR-Cap 组平均治疗费用为 5466 ± 354 元，明显高于 MBM 组的 4014 ± 368 元（$P=0.008$）。EMR-Cap 组出现术后狭窄 1 例，MBM 组出现术中穿孔 1 例。术后随访 17 ~ 42 个月，无 1 例局部复发，EMR-Cap 组出现 1 例淋巴结转移。因此，EMR-Cap 和 MBM 均是治疗早期食管癌和癌前病变微创、安全和有效的手段。在保证相同治疗效果的前提下，与 EMR-Cap 相比，MBM 具有操作简单、治疗时间短、治疗成本低的优点，适宜广泛推广和开展[8]。

3. 食管癌内镜下病变切除的治疗效果

Yamashina 等[4] 报道了 408 例早期食管癌 EMR 的治疗结果，其中 280 例原位癌的 5 年生存率为 90.5%，70 例黏膜癌的 5 年生存率为 71.1%，而 52 例侵犯黏膜下的食管癌 5 年生存率为 70.8%。Ono 等[4] 报道 84 例早期食管癌 ESD 的结果，其中 T_{is} 和 T_{1a} 病变组切除率和 5 年生存率均为 100%，而 T_{1b} 病变组的切除率为 88%，5 年生存率为 85%。Li 等[9] 报道 143 例食管胃连接部早期癌患者接受 ESD，随访 2 年无复发。但是因随访时间短，尚需进一步资料。

二、食管癌微创外科治疗

1. 食管癌微创手术的适应证和禁忌证

（1）食管癌微创手术的适应证：随着微创外科技术的不断发展，MIE 的适应证被不断拓宽。一般来说，能在传统 OE 下切除的早中期食管癌患者大多数都能进行 MIE。中晚期食管癌经过术前化疗/放疗后，如病变降期，也可进行 MIE。此外，MIE 还具有某些特殊的适应证，包括：患者全身状况较差，不能耐受 OE 者；晚期食管癌的姑息性手术等。

（2）食管癌微创手术的禁忌证：传统 OE 的禁忌证一般也是 MIE 的禁忌证。由于 MIE 大部分需行单肺通气，因此有严重心肺功能障碍而不能耐受者为 MIE 的禁忌证；由于食管周围解剖结构异常或周围组织紧密粘连，于腔镜下探查确实无法完整剥离肿瘤和淋巴组织者亦为禁忌证。过去认为经新辅助放化疗的食管癌患者是 MIE 的禁忌证，原因是经放化疗后，尤其是放疗，使得食管周围组织广泛粘连，从而导致肿瘤和淋巴组织难以在腔镜下完整剥离和清除。但是，国外已有报道称新辅助放化疗后进行 MIE 是安全和有效的。Bizekis 等[10]报道 50 例 MIE 患者，其中 25 例（50%）接受术前化疗或放疗的食管癌患者成功接受了 MIE 治疗，全组术后病死率 6%（3/50）。Ben-David 等[11]报道 58 例食管 MIE 患者，其中 41 例接受术前放化疗，另外 17 例未接受术前放化疗，结果两组的术中出血量和术后并发症的发生率没有明显差异。因此，术前放化疗已不再是 MIE 的绝对禁忌证。总之，MIE 的禁忌证随着微创手术技巧的提高而越来越少。

2. 食管癌微创手术的主要方式

MIE 的手术方式是多种多样的。最初阶段以腹腔镜联合胸部小切口为主，后随着微创技术的提高和治疗经验的积累，陆续出现胸腹腔镜联合颈部小切口、微创 Ivor Lewis 手术及机器人辅助食管癌切除术等方式。外科医生应该根据患者的具体情况和术者掌握各术式的娴熟程度选择最佳的手术方式，以期获得最好的治疗效果。现将目前应用较为广泛的胸腹腔镜联合颈部小切口食管切除术和两种新发展起来的微创 Ivor Lewis 手术与机器人辅助食管癌切除术介绍如下。

（1）胸腹腔镜联合颈部小切口：其手术的基本步骤是：首先，患者取左侧卧位或者左侧腹卧位在胸腔镜下游离胸段食管和区域淋巴结尤其是右上纵隔淋巴结清扫；随后，将患者改为仰卧位在腹腔镜下完成胃的游离、管状胃的制作和腹部区域淋巴结的清扫，然后将胃上提至颈部经颈部小切口行胃食管吻合。Luketich 等[2]曾报道了应用该手术方式成功完成了 206 例食管癌患者的治疗，术后吻合口漏发生率 11.7% （26/206），围术期病死率 1.4%（3/206）。但是，该术式的不足之处在于：需行颈部小切口，游离颈部组织时易损伤喉返神经且术后可导致咽喉功能紊乱；颈部吻合口的张力较大，易发生术后吻合口漏，且吻合口漏的发生率高于胸内吻合者。

（2）微创 Ivor Lewis 手术：即全胸腹腔镜下食管切除术。该术式的基本步骤是：首先患者取仰卧位于腹腔镜下完成胃游离、管状胃的制作和幽门成形术，以及经裂孔食管下段的游离和腹部淋巴结清扫；然后改变患者为左侧卧位或者左侧腹卧位行胸腔镜下食管切除及胸部淋巴结清扫，将管状胃经裂孔提至胸部完成胸内胃食管吻合。该术式的最大优点是避免了颈部切口及颈部组织结构的损伤；经胸内吻合，吻合口的张力小，管状胃的血运好，进而减少了吻合口漏的发生率。此外，对于有贲门侵犯的食管胃交界处的癌，为了使残胃边缘无癌残留，肿瘤和大部分的胃组织尽可能被切除，使残胃没有足够的长度到达颈部吻合，而微创 Ivor Lewis 手术的胸内吻合使其在此类患者的微创治疗中表现出明显的优势。但是，微创 Ivor Lewis 手术也有不足之处，如手术时间过长、腹腔镜下幽门成形术操作困难，尤其是目前国内外的吻合器都需要右胸做 4～5cm 的小切口。

（3）机器人辅助食管癌切除术：机器人手术系统是有 4 只操作臂和手术器械组成的一个可移动的操作平台，手术器械通过特定的切口进入人体。外科医生坐在远程主控台操作，通过观察胸腹腔镜头所拍摄的立体影像，得到现场的实况，其手指的动作通过达芬奇机器人操作系统传送到操作平台，使得机器臂根据术者指令使用胸腹腔镜器械。机器人技术的应用克服了腹腔镜和胸腔镜的不足，可以提供更高清晰度的立体视觉和器械设备的足够空间，允许在一个局限的手术空间内进行更精准更精细的操作。Boone 等[12]报道 47 例机器人辅助下食管癌切除术，7 例中转开胸，中位手术时间 450min，术后死亡 3 例，切除淋巴结中位数为 29 个，36 例为 R0 切除，中位无病生存期 15 个月。初步显示机器人辅助下食管切除术安全可行。但是，由于机器人辅助设备的费用昂贵，手术时间长，对机器平台操作者的技术要求高，目前国内外应用还并不广泛，其安全性和有效性有待进一步研究。

3. 食管癌微创手术的效果和优势

食管切除总是与高并发症发生率和高病死率密切相关，因为食管手术本身涉及腹部、胸部和纵隔的操作，而且术后往往伴有营养不良和心肺功能紊乱等并发症。食管切除术后最常见的两种呼吸系统并发症是肺感染和呼吸功能不全。避免同期胸部和腹部切口可以减少这些并发症的发生率。meta 分析表明[13]，MIE 术后患者的并发症发生率较 OE 下降。此外，MIE 术后患者的生存率也不逊于 OE。

（1）MIE 能减少术后全身反应和呼吸系统并发症：Tsujimnoto 等[14]报道，在接受 OE 的食管癌患者中，肺部并发症包括肺不张、肺感染和急性呼吸窘迫综合征的发生率高达 30%，并且术后全身炎症反应综合征（systemic inflammatory response syndrome，SIRS）的发生率较高。而接受 MIE 的患者，其术后肺部并发症发生率明显低于 OE 者，并且通过检测不同手术方式后患者的血清 IL-6、IL-8 和 IL-10 等炎症因子水平后发现，MIE 组的炎症因子水平明显低于 OE 组，故 MIE 能降低术后全身炎症反应综合征（SIRS）的发生率。Biere 等[15]的随机对照研究则显示：MIE 组术后肺感染发生率为 12%，而 OE 组高达 30%。

（2）微创手术能减少术后 ICU 的停留时间和总的住院时间：由于 MIE 创伤小，术中失血量少，术后患者恢复快，故患者术后 ICU 的停留时间和术后住院时间均较 OE 减少。Bizekis 等[8]报道接受 MIE 的食管癌患者，术后 ICU 的平均停留时间为 1d，平均总住院时间为 7d。Luketich 等[2]报道 206 例 MIE 后 ICU 平均停留时间为 1d，平均总住院天数为 7d，与 Bizekis 等[11]的报道一致。

（3）微创手术利于患者术后功能恢复，提高患者术后生活质量和满意度：OE 术后慢性疼痛是影响患者术后生活质量的重要因素。肋间神经损伤是导致术后慢性疼痛最主要的原因。与 OE 相比，MIE 创伤小，可避免损伤肋间神经，从而减少术后慢性疼痛的发生率，利于患者术后机体功能的尽快恢复。同时，术后疼痛减少也可间接降低由于胸部疼痛使患者不愿自觉咳嗽而引起坠积性肺炎的发生率。Zeng 等[16]基于生物 - 社会 - 心理医学模式的转变，通过比较 MIE 组与 OE 组在术后疼痛、机体功能的恢复情况、社会角色的恢复和精神情绪等方面的差异，发现 MIE 术后患者的生存质量和满意度明显高于开放手术组。

（4）微创手术能获得与开放手术相近的淋巴结清除率：MIE 的术后生存率与转移淋巴结的清除率密切相关。规范化清扫淋巴结是直接影响 MIE 治疗效果的重要因素。众多研究显示 MIE 能获得与 OE 相同的淋巴结清除率。Derker 等[17]总结报道，胸腹腔镜联合颈部小切口的淋巴结清扫个数平均为 16.5 个，微创 Ivor Lewis 手术的淋巴结清扫个数平均为 17 个，机器人辅助食管癌切除术的淋巴结清扫个数平均为 17 个，与 OE 的淋巴结清除率相当。

（5）微创术后获得与开放手术相近的长期生存率：Zingg 等[18]报道 OE 组术后中位生存期为 29 个月，而 MIE 组中位生存期为 35 个月。Schoppmann 等[19]报道 OE 组术后 3 年生存率为 46%，而 MIE 组术后 3 年生存率为 64%。郭明等[20]报道 MIE 与 OE 术后患者的生存期无差异。上述研究结果均提示 MIE 组术后长期生存率优于或与 OE 组无明显差别。

总的来说，食管癌内镜微创治疗和微创外科手术治疗是近十余年来新出现的治疗方式，还有许多值得深入研究的地方。因此，在有经验的食管癌治疗中心，应尽可能开展这方面的研究，尤其是积极开展多中心前瞻性随机分组对照研究，总结出适合中国人的诊治方案，更好地造福广大食管癌患者。

参 考 文 献

1. Pennathur A, Zhang J, Chen H, et al. The "best operation" for esophageal cancer? Ann Thorac Surg, 2010, 89: S2163 - 2167.
2. Luketich JD, Alvelo-Rivera M, Buenaventura PO, et al. Minimally invasive esophagectomy: outcomes in 222 patients. Ann Surg, 2003, 238 (4): 486 - 94.
3. Ju-wei MU, Gui-yu CHENG, Ke-lin SUN, et al. Application of video-assisted thoracic surgery in the standard operation for thoracic tumors, Cancer Biol Med, 2013, 10 (1) In press.
4. Yamashina T, Ishihara R, Nagai K, et al. Long-Term Outcome and Metastatic Risk After Endoscopic Resection of Superficial Esophageal Squamous Cell Carcinoma. Am J Gastroenterol. 2013 Feb 12. doi: 10. 1038/ajg. 2013. 8. [Epub ahead of print]
5. Ono S, Fujishiro M, Niimi K, et al. Long-term outcomes of endoscopic submucosal dissection for superficial esophageal squamous cell neoplasms. Gastrointest Endosc 2009, 70: 860 - 866.
6. NCCN Clinical Practice Guidelines in Oncology. Esophageal Cancer. v. 2. 2012.
7. Motoyama S, Jin M, Matsuhashi T, et al. Outcomes of pa-

tients receiving additional esophagectomy after endoscopic resection for clinically mucosal, but pathologically submucosal, squamous cell carcinoma of the esophagus. Surg Today. 2012 Aug 17. [Epub ahead of print]
8. 张月明，贺舜，薛丽艳，等. 透明帽法内镜黏膜切除术与多环黏膜套扎切除术治疗早期食管癌及癌前病变的比较研究. 中华胃肠外科杂志，2012，15（9）:913-917.
9. Li QL, Yao LQ, Zhou PH, et al. Submucosal tumors of the esophagogastric junction originating from the muscularis propria layer: a large study of endoscopic submucosal dissection (with video). Gastrointest Endosc, 2012, 75 (6):1153-1158.
10. Bizekis C, Kent MS, Luketich JD, et al. Initial experience with minimally invasive Ivor Lewis esophagectomy. Ann Thorac Surg, 2006, 82 (2):402-406.
11. Ben-David K, Rossidis G, Zlotecki RA, et al. Minimally invasive esophagectomy is safe and effective following neoadjuvant chemoradiation therapy. Ann Surg Oncol, 2011, 18 (12):3324-3329.
12. Boone J, Schipper ME, Moojen WA, et al. Robot-assisted thoracoscopic oesophagectomy for cancer. Br J Surg, 2009, 96 (8):878-886.
13. Nagpal K, Ahmed K, Vats A, et al. Is minimally invasive surgery beneficial in the management of esophageal cancer? A meta-analysis. Surg Endosc, 2010, 24 (7):1621-1629.
14. Tsujimoto H, Takahata R, Nomura S, et al. Video-assisted thoracoscopic surgery for esophageal cancer attenuates postoperative systemic responses and pulmonary complications. Surgery, 2012, 151 (5):667-673.
15. Biere SS, van Berge Henegouwen MI, Maas KW, et al. Minimally invasive versus open oesophagectomy for patients

with oesophageal cancer: a multicentre, open-label, randomised controlled trial. Lancet, 2012, 379 (9829): 1887-1892.

16. Zeng J, Liu JS. Quality of life after three kinds of esophagectomy for cancer. World J Gastroenterol, 2012, 18 (36): 5106-5113.
17. Decker G, Coosemans W, De Leyn P, et al. Minimally invasive esophagectomy for cancer. Eur J Cardiothorac Surg, 2009, 35 (1): 13-20.
18. Zingg U, McQuinn A, DiValentino D, et al. Minimally invasive versus open esophagectomy for patients with esophageal cancer. Ann Thorac Surg, 2009, 87 (3): 911-9.
19. Schoppmann SF, Prager G, Langer FB, et al. Open versus minimally invasive esophagectomy: a single-center case controlled study. Surg Endosc, 2010, 24 (12): 3044-53.
20. 郭明，胡蒙，孙晓燕，等. 全胸腔镜联合非气腹腹腔镜辅助食管癌根治术与常规手术的对比研究. 中国微创外科杂志，2012，12 (1): 53-56.

第十三章　食管癌化疗原则

一、局部晚期食管癌的术前新辅助化疗和术后辅助化疗

1．术前新辅助化疗

临床研究结果表明术前给予2～4个周期的化疗或放化疗可使60%左右的病人获得临床疗效，手术难度及术后并发症或死亡发生率未见增高，而治疗有效者术后长期生存率却有明显提高。目前，食管癌的术前治疗的结果虽然不完全一致，但可使患者临床获益的结论，已越来越被多数临床专家肯定。

（1）新辅助化疗原则：新辅助化疗可降低肿瘤期别，缩小原发肿瘤体积，控制和消除微小或隐匿性远处转移灶。目的是提高手术切除率和提高术后长期生存率，故除 $T_{1\sim2}N_0$ 期患者可给予单纯手术治疗外，凡超过 T_2 期及有任何淋巴结阳性的局部晚期食管癌患者可以考虑行术前新辅助化疗。

（2）新辅助化疗方案：常用方案：DDP－5-FU、DDP－CF/5-FU、PTX-DDP、CPT11－DDP等。用法如下：

1）NDP－Tegafur或DDP－5-FU方案

NDP　15～20mg/m^2　静脉滴注（1h）　第1～5天

或DDP　15～20mg/m^2　静脉滴注（1h）　第

1 ~ 5 天

Tegafur　500 ~ 600mg/m^2　静脉滴注（3h）　第 1 ~ 5 天

或 5-FU　750mg/m^2　持续静滴（24h）　第1 ~ 5 天

每 3 周重复，共 4 周期

DDP – 5-FU 方案国内外应用较多，方案中 DDP 消化道反应较重，病人耐受较差；5-FU 需每天持续静滴 24h，用 5 天需 120h，病人不易耐受。

DDP – Tegafur 方案的疗效等于或优于 DDP – 5-FU 方案，国内外在综合治疗中应用较少，尚无共识的临床结果。方案中的 NDP 虽骨髓抑制作用大于 DDP，而低剂量分割应用，可能会减轻，或用 G-CSF 支持治疗，其消化道反应较轻，病人易耐受；Tegafur 每次静滴 3h 即可，使用方便。

NDP – Tegafur 或 DDP – 5-FU 均有放射增敏作用。NDP – Tegafur 的售价高于 DDP – 5-FU。因此，建议用 NDP – Tegafur 作为综合治疗的主要观察方案。

2）DDP（或 NDP）– CF/5-FU 方案

DDP　15 ~ 20mg/m^2　静脉滴注（1h）　第 1 ~ 5 天

或 NDP　15 ~ 20mg/m^2　静脉滴注（1h）　第 1 ~ 5 天

CF　70mg/m^2　静脉滴注（2h）　第 1 ~ 5 天

5-FU　350mg/m^2　持续静滴（2 ~ 3h）　第 1 ~ 5 天

每 3 周重复，共 4 周期

此方案用法简便，药价低廉，耐受性好，可供选用。

3）PTX－DDP方案

PTX　150～160mg/m^2　静脉滴注（3h）　第1天

或PTX　70～80mg/m^2　静脉滴注（2～3h）　第1，8天

DDP　25mg/m^2　静脉滴注（1～2h）　第3～5天

每3周重复，共4周期

4）CPT-11－DDP方案

CPT-11　60～65mg/m^2　静脉滴注（>1.5h）　第1，8，15，22天

DDP或NDP　25～30mg/m^2　静脉滴注（1～2h）　第1，8，15，22天

每6周重复，共2～4周期

若把PTX、CPT-11等新药组成的化疗方案，进行的术前化疗，可能会进一步提高术前化疗的作用。

（3）术前辅助同期放化疗：由于同期放化疗（CRT）的肿瘤控制作用高于单纯化疗或放疗，因此自1992年Nygaard等第一次食管癌术前放化疗的临床研究报道以来，术前CRT越来越多地被采用。但因病例选择、治疗方案、样本大小、随机分组等方面的差异，所以文献报道的结果很不一致。可多数临床研究倾向术前CRT加手术，对局部晚期食管癌患者有生存优势，并已列入NCCN临床指引。

术前化疗方案多为DDP－5-FU、DDP－PTX，其

次是 DDP - NVB、NDP - 5-FU 及 DDP - CPT-11，放疗剂量为 40 ~ 45Gy 的常规分割（4 ~ 5 周完成）。（据 NCCN 2010 指南，对于术前放化疗，DDP + 5-FU/CAP 被推荐为 2A 类证据。其他方案包括 CPT-11 - DDP、PTX - DDP/CBP、DOC/PTX - 5-FU/CAP、OXA - 5-FU/CAP 均为为 2B 类证据。）根据患者机体状态选一种方案，先诱导化疗 2 个周期后，再与放疗同时应用 2 个周期。放化疗后 4 ~5 周左右手术。

综合术前放化疗 + 手术与单纯手术对比研究，认为术前 CRT 对于局部肿瘤的控制和降低分期的作用是比较肯定的。放化疗后 RR（response rate）可达 80% 以上，pCR23% ~ 43%。目前公认术前 CRT（chemoradiation therapy）后病理分期下降者，术后 DFS（disease free survival）和 OS（overall survival）都明显提高，病理完全缓解者，预后更好。放化疗 + 手术后 3 年 OS 可达 88%，5 年 OS 26% ~56%，最高可达 67% ~78.1%。虽同期放化疗毒性增加，但手术死亡率并不高。到目前为止，治疗食管癌尚无公认的标准治疗方案，但多数临床研究显示，局部晚期食管癌术前 DDP - 5-FU 联合放疗及手术是一个可提高临床有效率和长期生存率较为现实可行的、有发展前景的、值得进一步研究的三联综合治疗模式，有可能会成为标准治疗方案。

2. 术后辅助化疗

（1）辅助化疗原则：食管癌术后辅助化疗的目的主要是杀灭手术残留的肿瘤细胞及减瘤术后因副反馈作用而大量进入增殖周期的肿瘤细胞；消灭微

小转移灶及主癌灶外的遗留癌灶和切缘阳性病灶，防止局部复发和远处转移，提高术后长期生存率。据 NCCN 2010 指南，手术后的治疗取决于手术切缘是否为阳性、淋巴结有无转移和组织学特点等。具体建议如下：

1）癌已侵及食管黏膜下层的 T_1N_0 病人，如食管切除长度不足，伴有低分化或未分化，年龄小于 40 岁者。

2）癌侵及食管肌层的 T_2N_0 病人，伴有淋巴管、血管及神经浸润或切缘阳性者。

3）外侵严重或淋巴结转移者：$T_{3\sim4}N_0$ 或 $T_{1\sim4}N_{1\sim3}$病人。

4）发现或可疑有远处转移的任何 T，任何 N 的 M_1 病人。

（2）辅助化疗方案：治疗对象一般是Ⅱ期以上有高危复发因素的食管癌患者，治疗时机宜在术后 3 周左右加用联合化疗。故对Ⅱ期以上高危病人，可参照辅助治疗适应证，于术后 3～4 周开始术后辅助化疗。化疗方案多用 DDP－5-FU、DDP－CF－5-FU、DDP－PTX（或 TXT），一般用 4～6 周期。据 NCCN 2010 指南，只要病人未接受术前放化疗，则推荐以氟尿嘧啶为基础的化疗用于 T_3N_0 和高危的 T_2N_0 病人（低分化肿瘤、年轻人、有淋巴血管或神经血管侵犯者）。如术前曾接受化疗或放化疗患者，术后根据癌残留程度判断术前化疗或放化疗的有效性，再决定是用原治疗方案或更换新方案进行术后辅助治疗应是一个合理的治疗模式。但目前尚缺乏多中心大样本的临床对比研究。

（3）辅助放化疗：对于外侵明显或伴有淋巴结转移者如 $T_{1\sim4}N_1$ 病人，可考虑于术后 3～4 周开始同期放化疗。多数研究结果表明对于局部晚期食管癌病人行术后放化疗优于单一手术及术后化疗。治疗方案多用 DDP－5-FU＋放疗，一般为同期放化疗后再化疗 4 周期。据 NCCN 2010 指南，推荐以氟尿嘧啶为基础的放化疗用于食管下段和胃食管连接处腺癌（Ⅰ类证据）。

二、晚期、复发转移食管癌的化疗或放化疗

1．化疗

对于晚期、复发、转移性的食管癌，应予以姑息性治疗，其目的是提高生活质量及/或延长生存期。在随机临床试验中，对于晚期病人，化疗与最佳支持治疗对比没有显示出生存优势。所以治疗的强度不宜过分，有效的病人维持治疗 4～6 个周期，无效或失效的病人可以考虑应用新的药物组成的方案治疗，亦可以考虑进行包括靶向治疗在内的临床试验或最佳支持治疗。

食管癌单药治疗有效药物主要有：BLM（30%），PYM（21%），PLM（20%），MMC（26%），DDP（21%，24%），NDP（25%），LBP（28%），MGAG（23%），5-FU（38%），MTX（36%），PTX（31%，33%），TXT（18%，23%），NVB（20%，25%），VDS（23%），CPT-11（14%，15%，22%）等，有效率（RR）多在 20%～30% 之间。多数药物对鳞癌的疗效高于腺癌，但缓解期

较短。

现有的多数联合化疗方案都是由单药治疗食管癌有效的药物所组成。虽然目前尚无公认的标准化疗方案，可含铂的 DDP－5-FU 和 DDP－CF/5-FU 方案被认可为一线治疗食管癌的基本方案。一般对食管鳞癌有较好的疗效，而治疗食管腺癌也有效，但因病例数有限，疗效不及食管鳞癌。NCCN 2010 指南推荐以下方案：DCF（DOC＋DDP＋5-FU）方案或其改良方案；ECF（EPI＋DDP＋5-FU）或其改良方案；CPT-11 联合 DDP 或 5-FU/CAP 方案；OXA 联合 5-FU/CAP 方案；PTX 为基础方案。其中 ECF 或其改良方案和 DCF 方案为Ⅰ类证据。DCF 改良方案和其他方案为 2B 类证据。因我国食管癌鳞癌占大多数，而西方大规模的临床试验主要为腺癌患者，所以指南仅供参考。

尽管在以铂为基础联合 Taxanes、NVB、GEM、CPT-11 等形成的新型联合化疗方案显示出较高的有效率和较长的缓解期，但除食管动脉灌注化疗外，全身化疗没有显著提高长期生存率。故仍主张化疗与放疗、手术联合应用。

治疗食管癌有一定疗效的化疗方案有多种，而临床上一线化疗多选择疗效较肯定、耐受性较好、药价低廉、应用简便的 DDP－5-FU、DDP－CF/5-FU、DDP－PTX 及 CPT-11－DDP/NDP 方案，4～6 个周期一疗程，如应用得当，近期缓解率可达 50%～60%，MST 5～10 个月。局部晚期食管癌若采用食管动脉灌注化疗，近期缓解率可达 80%～90%，其中

CR 达 30% ~40%，1、2、3、5 年 OS 可分别达 86.5% ~92.9%、38.8% ~51.5%、20.2% ~28.6% 和 19.6%。与全身化疗相比显著提高了缓解率和长期生存率。有限的临床经验和文献资料认为晚期食管癌化疗疗效是肯定的，特别是食管动脉灌注化疗更显示了突出的疗效和生存优势，颇值得开展多中心、大样本、随机对照研究，进一步验证其疗效。

（1）铂类联合化疗：铂类是一大类研究最多、临床应用最广、疗效较好的抗实体肿瘤的骨干药物。治疗食管癌最早的是 DDP，RR 21%、24%，NDP 25%，LBP 28%。CBP 治疗食管癌疗效低于 5%，故在联合化疗中不推荐 CBP 替代 DDP，OXA 单药治疗食管癌的有效性正在观察中。

1）顺铂为主方案

DDP－5-FU 方案：利用 DDP 与 5-FU 的相互生化调节增效作用机制组成的 DDP 和持续静脉输注 5-FU 方案（NCCN 为 1 类证据）是治疗食管癌研究和应用最多的联合化疗方案，报道的有效率在 20% ~50% 之间。

DDP－CF/5-FU：DDP－CF/5-FU 方案为生化调节增效方案，系采用 CF 对 5-FU 的增效作用，避免 5-FU 24h 输注传统给药的复杂性，疗效高于 DDP－5-FU。经过多年的临床实践和验证，该方案疗效肯定、毒性较轻、价格低廉、用法简便、病人易接受，宜与手术、放疗联合，适合基层医院使用，已被认同为治疗食管癌的基本化疗方案。

其他含 DDP 方案：

a. DDP – IFO – MMC

b. DDP – 5-FU – EPI

c. DDP – 5-FU – MMC

2）奈达铂为主方案：奈达铂（捷佰舒，nedaplatin，NDP）是第二代铂类化合物，抗肿瘤作用优于DDP，肾毒性、胃肠道毒性较低，与5-FU具有协同抗癌作用，也可作为放射增敏剂。单药治疗食管癌RR 25%左右。联合化疗方案有NDP – 5-FU、NDP – Tegafur、NDP – CPT-11等。

3）洛铂为主方案：洛铂（lobaplatin，LBP）是第三代的铂类抗癌药，与顺铂抗癌活性相似，但肾毒性和消化道反应较轻，且可能对部分顺铂耐药的肿瘤有效，对小细胞肺癌、乳腺癌、慢性粒细胞性白血病疗效突出。治疗食管癌单药RR为28%。联合化疗方案有LBP – CF/5-FU，主要不良反应为骨髓抑制。

4）奥沙利铂为主方案

奥沙利铂（草酸铂，乐沙定，艾恒，oxaliplatin，简称OXA，L – OHP）为第三代铂类药物，与DDP无交叉耐药性，尚未查到单药治疗食管癌有效率的数据。在食管癌及食管 – 胃癌的联合化疗中以其毒性反应较轻，耐受性较好的特点而被越来越多的采用，并显示出疗效。联合化疗方案有OXA – 5-FU/CAP、OXA – 5-FU – EPI、OXA – CF/5-FU、FOLFOX4、OXA – 5-FU – EPI、OXA – CAP – EPI均显示奥沙利铂对晚期食管癌尤其腺癌疗效确切。但应注意OXA的累积性和迟发性神经毒性。

（2）紫杉类联合化疗

1）紫杉醇为主方案：紫杉醇（paclitaxel，PTX；Taxol，TAX）是治疗食管癌最有效的药物之一，单药 RR 32%。含 PTX 的联合化疗 RR 可达 50% ~ 60%。现有文献报道提示，PTX 联合 DDP 是目前治疗晚期食管癌有较好疗效的方案之一。

2）多西他赛为主方案：多西他赛（docetaxel，DOC；多西紫杉醇，Taxotere，TXT）的作用机制与 PTX 相同，稳定微管作用比 PTX 大 2 倍，与 5-FU、VP-16、CTX 合用有协同作用，而与 ADM、DDP 合用不显示协同作用。但与 PTX 相似，有放射增敏作用。

（3）长春瑞滨联合化疗：长春瑞滨（去甲长春花碱，vinorelbine；诺维本，navelbine，NVB）据 EORTC 报道，初治食管癌 RR 20%。NVB 联合 DDP 化疗方案初步显示出较好疗效和耐受性。因此，该类方案不失为治疗晚期食管癌的较好选择，值得扩大病例进一步临床研究。

（4）吉西他滨联合化疗：吉西他滨（gemcitabine，gemzar，GEM，健择,）是一种新型抗代谢类抗癌药，是胞嘧啶类似物，具有抗瘤谱广、使用方便、毒性较小的特点，也是一种较强的辐射增敏药，与 DDP、5-FU 合用有协同作用，与放疗合用有增敏作用。虽尚无单药治疗食管癌公认的有效率，但在治疗实体瘤的联合化疗中已显示出了较好疗效在食管癌化疗中有小样本报道。联合方案有 GEM - DDP；GEM - CF/5-FU。

（5）伊立替康联合化疗：伊立替康（irinotecan，

开普拓；camptosar，CPT-11，艾力）为半合成水溶性喜树碱衍生物，是DNA拓扑异构酶Ⅰ抑制剂。单药125 mg/（m^2·w）治疗食管癌和食管－胃癌RR15%。联合方案有CPT-11－MMC、CPT-11－MMC－DDP、CPT-11－CF/5-FU、CPT-11－DDP、CPT-11－TXT、CPT-11－TXT－DDP、CPT-11－PTX－DDP等，尤其目前临床应用较多的CPT-11－DDP/NDP 6周方案疗效较高，耐受性较好。

（6）卡培他滨联合化疗：卡培他滨（capecitabine，CAPE，希罗达，xeloda）是对肿瘤细胞具有选择性活性的口服细胞毒药物。由于xeloda本身在肝脏转化为5′-DFCR和5′-DFUR并无明显毒性，只有经在肿瘤组织中活性更高的胸腺嘧啶磷酸化酶（TP）催化为5-FU才起细胞毒作用，从而降低了正常细胞的损害。临床上可以xeloda代替5-FU或CF/5-FU组成的联合化疗方案，治疗胃和结直肠癌，来降低毒性，提高疗效。而在食管癌治疗中应用不多，但也初步取得了一定疗效。有研究表明xeloda与OXA在进展期胃食管癌患者治疗中并不亚于5-FU和DDP的结论。联合方案有OXA－xeloda、EPI－DDP－xeloda、DDP－xeloda、TXT－xeloda。

食管癌特别是食管鳞癌是化疗相对敏感的肿瘤。目前临床应用的DDP－5-FU、DDP－CF/5-FU、NDP－5-FU或Tegafur及taxanes－platinum、NVB－platinum、GEM－platinum和CPT-11－platinum等化疗方案治疗晚期或复发转移食管癌近期有效率（RR）可达50%～60%。对鳞癌、腺癌均有效，远高于胃癌、结直肠癌、非小细胞肺癌等常见实体瘤的疗效，但CR 仅 10% 左右，MST 仅 10 个月左右，长期生存率较低。

（7）食管癌临床常用联合化疗方案的组成和用法：

一线方案举例：

1）DDP－5-FU 方案

DDP　80～100mg/m^2　静脉滴注（1h）　第 1 天或分割为 2～5 天

5-FU　750～1000mg/m^2　持续静注（24h）　第 1～5 天

每 3 周重复，共 4～6 周期

2）DDP－CF/5-FU 方案

DDP　15～20mg/m^2　静脉滴注（1h）　第1～5 天

CF　70～140mg/m^2　静脉滴注（2h）　第 1～5 天

5-FU　350～400mg/m^2　静脉滴注（2～3h）　第 1～5 天

每 3 周重复，共 4～6 周期

3）DDP－PTX 方案

DDP　80～100mg/m^2　静脉滴注（1～2h）　第 1 天或分割为 2～5 天

或 DDP　40mg/m^2　静脉滴注（1～2h）　第 2，3 天

PTX　140～170mg/m^2　静脉滴注（3h）　第 1 天

或 PTX　70 ~ 85mg/m^2　静脉滴注（2h）　第 1，8 天

每 3 周重复，共 4 ~ 6 周期

4）NDP – 5-FU/Tegafur/CAP 方案

NDP　80 ~ 100mg/m^2　静脉滴注（2h）　第 1 天或分割为 2 ~ 5 天

或 NDP　75 ~ 80mg/m^2　静脉滴注（2h）　第 1 天

5-FU　500 ~ 750mg/m^2　持续静滴（24h）　第 1 ~ 5 天

或 Tegafur　500mg/m^2　静脉滴注（3h）　第 1 ~ 5 天

或 CAP　1000mg/m^2　口服，2 次/天　第 1 ~ 14 天

每 3 周重复，共 4 ~ 6 周期

5）DDP/NDP – CPT-11 方案

CPT-11　60 ~ 65mg/m^2　静脉滴注（ >1.5h）第 1，8，15，22 天

DDP　25 ~ 30mg/m^2　静脉滴注（1h）　第 1，8，15，22 天

或 NDP　30mg/m^2　静脉滴注（1h）　第 1，8，15，22 天

每 6 周重复，共 2 ~ 4 周期

二线方案组成原则：

1）一线用 DDP 者二线改为 NDP 或 LBP 或 OXA。

2）一线用 5-FU 者二线改为 CAP 或 S – 1 或 Tegafur 或加 CF。

3）一线用 PTX 者二线改为 GEM 或 NVB 或 CPT-11 或 TXT。

4）不宜用 Platinum 或 Taxanes 患者二线可用 GEM、NVB、CPT-11、PYM、BLM 等二药联合。

5）体弱或骨髓功能低下者可用 VCR－PYM（或 BLM）同步化序贯疗法或低剂量 DDP－5-FU 的生化调节疗法或单药节拍化疗。

可供选择的二线治疗方案举例：

1）TXT－NVB 方案

TXT　75mg/m^2　静脉滴注（2h）　第 1 天

或 TXT　30mg/m^2　静脉滴注（1～2h）　第 1，8 天

NVB　25mg/m^2　静脉滴注（6～10min）或深静脉输注　第 1，8 天

每 3 周重复，共 4～6 周期

2）NVB－DDP/NDP/OXA 方案

NVB　25mg/m^2　静脉滴注（6～10min）或深静脉输注　第 1，8 天

DDP　40mg/m^2　静脉滴注（1h）　第 1，8 天

或 NDP　40mg/m^2　静脉滴注（2h）　第 1，8 天

或 OXA　60mg/m^2　静脉滴注（2h）　第 1，8 天

每 3 周重复，共 4～6 周期

3）GEM－DDP/NDP/OXA 方案

GEM　1000mg/m^2　静脉滴注（0.5h）　第 1，

参 考 文 献

1. Nygaard K, Hagen S, Hansen HS, et al. Pre – operative radiotherapy prolongs survival in operable esophageal carcinoma: a randomized, multicenter study of pre – operative radiotherapy and chemotherapy. The second Scandinavian trial in esophageal cancer. World J Surg, 1992, 16 (6): 1104 – 1110.
2. Wijnhoven BP, van Lanschot JJ, Tilanus HW, et al. Neoadjuvant Chemoradiotherapy for Esophageal Cancer: A Review of Meta – Analyses. World J Surg, 2009, 33 (12): 2606 – 2614.
3. Kaklamanos IG, Walker GR, Ferry K, et al. Neoadjuvant treatment for resectable cancer of the esophagus and the gastroesophageal junction: a meta – analysis of randomized clinical trials. Ann Surg Oncol, 2003, 10 (7): 754 – 761.
4. Gebski V, Burmeister B, Smithers BM, et al. Survival benefits from neoadjuvant chemoradiotherapy or chemotherapy in oesophageal carcinoma: a meta – analysis. Lancet Oncol, 2007, 8 (3): 226 – 234.
5. Hai – Lin Jin, Hong Zhu, Ting – Sheng Ling, et al. Neoadjuvant chemoradiotherapy for resectable esophageal carcinoma: A meta – analysis. World J Gastroenterol, 2009, 15 (47): 983 – 991.
6. Ariga H, Nemoto K, Miyazaki S, et al. Prospective comparison of surgery alone and chemoradiotherapy with selective surgery in resectable squamous cell carcinoma of the esophagus. Int J Radiat Oncol Biol Phys, 2009, 75 (2): 348 – 356.
7. Rice TW, Adelstein DJ, Chidel MA, et al. Benefit of postoperative adjuvant chemoradiotherapy in locoregionally ad-

vanced esophageal carcinoma. J Thorac Cardiovasc Surg, 2003, 126 (5): 1590 – 1596.
8. Liu HC, Hung SK, Huang CJ, et al. Esophagectomy for locally advanced esophageal cancer, followed by chemoradiotherapy and adjuvant chemotherapy. World J Gastroenterol, 2005, 11 (34): 5367 – 5372.
9. 王留兴，李醒亚，王瑞林，等. 顺铂加 5 – 氟尿嘧啶联合治疗晚期食管癌 156 例. 中华肿瘤杂志，1999，21 (5): 389 – 391.
10. 王瑞林，樊青霞，王志良，等. 醛氢叶酸、5 – 氟尿嘧啶、顺铂疗法治疗食管癌的增效作用. 中华肿瘤杂志，1995，17 (5): 362 – 364.
11. 张阳，王瑞林，樊青霞，等. 随机比较顺铂 – 醛氢叶酸/氟尿嘧啶不同给药方法治疗晚期食管癌 122 例疗效报告. 中国肿瘤临床，2004，31 (17): 983 – 985.
12. 樊青霞，王瑞，路平，等. 奈达铂联合替加氟治疗晚期食管癌. 中华肿瘤杂志，2008，30 (12): 937 – 939.
13. 李醒亚，周芳，任中海，等. 洛铂联合 5 – 氟尿嘧啶与亚叶酸钙治疗晚期食管癌的Ⅱ期临床研究. 中华肿瘤防治杂志，2007；14 (1): 64 – 66.
14. 樊青霞，李醒亚，王瑞林，等. 紫素联合化疗食管鳞癌 21 例临床分析. 肿瘤，1998，18 (5): 378 – 379.
15. 吴欣爱，樊青霞，王瑞林，等. 去甲长春花碱加顺铂联合治疗复发转移食管癌 26 例. 郑州大学学报：医学版，2002，37 (3): 366 – 367.
16. 樊青霞，李鑫，吴欣爱，等. 诺维本联合顺铂治疗食管鳞癌的临床观察. 癌症进展，2004，2 (2): 109 – 111.
17. Cunningham D, Starling N, Rao S, et al. Capecitabine and oxaliplatin for advanced esophagogastric cancer. N Engl J Med, 2008, 358 (1): 36 – 46.

18. Rizk NP, Bains M, Flores R, et al. Impact of pre – operative chemoradiotherapy on post – esophagectomy morbidity and mortality. Proc ASCO, 2006, 24: 4025a.
19. Wong RK, Malthaner R. WITHDRAWN. Combined chemotherapy and radiotherapy (without surgery) compared with radiotherapy alone in localized carcinoma of the esophagus. Cochrane Database Syst Rev. 2010, (1): CD002092.
20. Minsky BD, Pajak TF, Ginsberg RJ, et al. INT 0123 (Radiation Therapy Oncology Group 94 – 05) phase III trial of combined – modality therapy for esophageal cancer: high – dose versus standard – dose radiation therapy. J Clin Oncol, 2002, 20 (5): 1167 – 1174.
21. 樊青霞，李国文，王瑞林，等. DF 化疗、放疗序贯应用治疗食管癌疗效报道. 肿瘤防治研究，1999，26 (5): 376 – 377.

第十四章　食管癌的放射治疗

一、食管癌放射治疗原则

1．食管癌放射治疗适应证及作用

放射治疗是食管癌的重要治疗手段。对于早期食管癌，手术仍是基本的治疗方法，放疗主要用于不愿手术或因严重的心肺等内科疾病不能耐受手术的患者；对于不适合手术的局部晚期食管癌或局限于区域淋巴结的转移性病变，放疗是主要的治疗手段；对于有广泛远地转移的食管癌，姑息性放疗能够减轻肿瘤相关症状，缓解进食困难，提高患者生活质量，并在一定程度上延长患者生存期。

2．食管癌放射治疗模式

放疗常常综合其他治疗手段治疗食管癌，常见的方式有同步放化疗、术前和术后放（化）疗等。目前多主张放化同步治疗以提高疗效。根治性的放疗或放化疗主要应用于一般情况较好，食管病变较短且无明显外侵、无显著食管梗阻患者；对于有锁骨上和腹腔淋巴结转移的患者，尽管通常仍采用根治性放化疗的手段，但大多只能达到姑息治疗的目的。

3．放射治疗注意事项

（1）在治疗前完成必要的辅助检查和全面的治疗计划。除胸（腹）部 CT（或 MRI）、食管造影外，食管腔内超声、PET－CT 等检查均有助于制定合理的放疗计划。

（2）应在外科、放疗科、肿瘤内科共同研究和/或讨论后决定食管癌患者的治疗方案。

（3）放疗前应积极改善患者的营养状态，治疗期间也应予以细心的观察、积极的支持治疗和对症处理。

（4）术后放疗设计应参考患者手术病理报告和手术记录。

4．放射治疗效果评价

放射治疗的疗效评价参照 WHO 实体瘤疗效评价标准或 RECIST 疗效评价标准。

5．防护

采用常规的放疗技术，应注意对肺、肾、肺、心脏和脊髓的保护，以避免对它们的严重放射性损伤。急性放射性肺损伤及急性食管炎参照 RTOG 分级标准。

6．三维适形放疗技术（3DCRT）

是目前较先进的放疗技术。如条件允许可用于食管癌患者，并用 CT 机来进行放疗计划的设计，确认和实施。

二、放射治疗技术

1．单纯放疗

（1）二维放射治疗

1）工作流程：体位固定——患者吞钡剂——模拟机定位——二维 TPS 计划（推荐）——模拟机校位——放疗。

2）照射野设计

A. 由胸部 CT 和食管造影检查共同决定靶区范围，不能仅仅依靠食管造影结果。

B. 正式治疗前需拍摄正、侧位 X 线片进行体位验证。

C. 食管照射长度通常为肿瘤上下界外放 3～5cm。

D. 颈段和胸上段食管癌可采用两前斜野等中心照射，机架角 ±50～60°，射野宽度 4.5～5cm，采用 30°楔形板；对于原发肿瘤横径 >5cm、T_3 病变、CT 显示锁骨上或上纵隔有肿大淋巴结时，可对纵隔和锁骨上区进行单前野或前后对穿野等中心照射，D_T 达 36～40Gy 后改为分野照射以保护脊髓。

E. 胸中段和胸下段食管癌：采用一前野 + 两后斜野等中心照射，后斜野的机架角度约为 ±130°，射野宽度约 5cm，后界避开脊髓。对于原发肿瘤横径 >5cm、T_3 病变、CT 显示纵隔有肿大淋巴结时，可前后对穿等中心照射，Dt 达 36～40Gy 后改为斜野（通常右前左后对穿野）等中心照射以保护脊髓。

3）剂量：单纯放疗的根治剂量为 60 – 70Gy/30～35f/6～7w，姑息放疗剂量为 50Gy/25f/5w。同步放化疗时放疗剂量国内一般采用 60Gy/30f/6w，但文献报道剂量 >50Gy 未显著提高疗效。

（2）三维适形放疗（或调强放疗）

1）适形放射治疗计划的实施及工作流程：胸部 CT 扫描—勾画肿瘤靶体积（必须参照食管造影和/食管镜检的结果勾画靶区）—确认治疗靶区—由物

理师设计三维适形放疗计划—医师确认治疗计划—CT 模拟校位—由医师/物理师加速器技术人员共同在加速器校对—三维治疗计划实施。

2）较早期食管癌：临床Ⅰ～ⅡA 期

A. 勾画靶区的标准

GTV：长度为影像学（如食管造影片、CT 等）和内镜（食管镜和/或腔内超声）检查确定的肿瘤长度。由 CT 片（纵隔窗和肺窗）显示原发肿瘤的（左右前后）大小确定 GTV 范围。

CTV1（原发肿瘤的 CTV 范围）：在 GTV 左右前后方向均放 0.5～0.8cm（平面），外放后将解剖屏障包括做调整。

PTV1：CTV1 +0.3cm

CTV2：包括下列所述的预防照射的淋巴引流区

上段食管癌：锁骨上淋巴引流区、食管旁、2 区、4 区、5 区、7 区；

中段食管癌：食管旁、2 区、4 区、5 区、7 区的淋巴引流区；

下段食管癌：食管旁、4 区、5 区、7 区和胃左、贲门周围的淋巴引流区。

病变上下（在 GTV 上下方向）各外放 3～5cm。

PTV2：在 CTV 基础上各外放 0.5～0.7cm。

B. 放疗剂量

95% PTV2 60Gy/30 次（2Gy/次）+选择性腔内放疗或 95% PTV2 50Gy/25 次/5 周 +95% PTV1 20Gy/10 次。

3）中晚期食管癌（Ⅱb～Ⅳ）：原发肿瘤较大

（$\geqslant T_3$）和/或 CT 扫描片显示肿大淋巴结（$\geqslant N_1$）

A. 勾画靶区的标准

GTV：以影像学（如食管造影片、CT 等）和内镜（食管镜和/或腔内超声）可见的肿瘤长度、CT 片（纵隔窗和肺窗）显示原发肿瘤的（左右前后）大小为 GTV。

GTVnd：CT 片显示肿大淋巴结（如肿大淋巴结远离原发病灶和/或触诊可确定的转移淋巴结部位如锁骨上淋巴结，气管旁淋巴结等）。

CTV：包括 GTV 和 GTVnd + 预防照射的淋巴引流区（勾画的标准与 CTV2 相同）。

PTV：在 CTV 基础上各外放 0.5cm。

B. 放疗剂量：

单一放疗剂量：95% PTV 60～70Gy/30～35 次（2Gy/次）。

推荐中晚期食管癌进行同步放化疗。

同步放化疗时的放疗剂量：95% PTV 60Gy/30 次（2Gy/次）。

2. 术后放射治疗

（1）完全切除手术后（根治性手术）Ⅱa（$T_{2-3}N_0M_0$ - 淋巴结阴性组）患者：推荐进行术后预防性放射治疗。

1）勾画靶区的标准

A. CTV

（A）胸上段（CTV）：上界：环甲膜水平；下界：隆突下 3cm。包括吻合口、食管旁、气管旁、下颈、锁骨上、2 区、4 区、5 区、7 区等相应淋巴引流区。

（B）胸中、下段（CTV）：上界为胸1椎体的上缘包括锁骨头水平气管周围的淋巴结，包括相应纵隔的淋巴引流区（如食管旁、气管旁、下颈、锁骨上、2区、4区、5区、7区等相应淋巴引流区）；下界为瘤床下缘2~3cm。

B. PTV：在CTV基础上均放0.5cm。

2）处方剂量：95% PTV D_T 54~60Gy/27~30次/5.4~6周

（2）Ⅱb~Ⅲ期（该期患者推荐放疗－化疗同时进行）：

1）勾画靶区的标准

A. CTV

（A）上段食管癌：照射范围（CTV）与淋巴结阴性组相同：上界：环甲膜水平；下界：隆突下3~4cm。包括吻合口、食管旁、气管旁、锁骨上、2区、4区、5区、7区等相应淋巴引流区。

（B）中下段食管癌（CTV）：CTV：原发病变的长度＋病变上下各外放5cm＋吻合口＋相应淋巴引流区。（按此标准勾画靶区时，中段食管癌患者的上界建议设在T_1上缘，便于包括2区的淋巴引流区）

B. PTV：在CTV基础上均放0.5cm。

2）处方剂量：95% PTV D_T 54~60Gy/27次~30次（2Gy/次）。靶体积内的剂量均匀度为95%~105%的等剂量线范围内，PTV：93%~107%。

（3）姑息手术：所有肉眼肿瘤残留或病理切缘阳性者（注：切缘为原位癌者除外）都应行术后放

射治疗）。

放疗靶区及剂量同上。

3．术前放（化）疗

目前术前单纯放疗应用较少。荟萃分析显示食管癌术前同步放化疗与单纯手术相比能够显著改善生存，故推荐对Ⅲb期以上的可手术食管癌进行同步放化疗。

（1）靶区勾画标准

1）GTV 勾画标准同三维适形放疗 GTV 勾画标准。

2）CTV 勾画标准

A．胸上段食管癌：上界：环甲膜水平；下界：隆突下 3cm。包括食管旁、气管旁、下颈、锁骨上、2 区、4 区、5 区、7 区等相应淋巴引流区。

B．胸中段食管癌：上界为胸 1 椎体的上缘包括锁骨头水平气管周围的淋巴结，下界至贲门旁淋巴结区。包括相应纵隔的淋巴引流区（如食管旁、气管旁、锁骨上、2 区、4 区、5 区、7 区等）。

C．胸下段食管癌：上界为胸 1 椎体的上缘包括锁骨头水平气管周围的淋巴结；下界至胃左淋巴结区。包括相应纵隔的淋巴引流区（如食管旁、气管旁、锁骨上、2 区、4 区、5 区、7 区等）。

3）PTV：在 CTV 基础上均放 0.5cm。

（2）处方剂量：95% PTV 40～50Gy/20～25 次/4～5 周

推荐在术前放化疗结束后 4～6 周行根治性手术。

4．同步放化疗

（1）推荐对中晚期食管癌患者进行同步放化疗。

（2）建议化疗方案：PDD 25 ~ 30mg/m^2 ×3 ~ 5天

5-FU 450 ~ 500mg/m^2 ×5天（推荐静脉连续输注）

28天为一周期×2周期

1 ~ 3月后巩固化疗3 ~ 4周期

（3）其他可选择的方案有：DDP + PTX（顺铂加紫杉醇）；Oxaliplatin + 5-FU（奥沙利铂加氟尿嘧啶）等。

5. 正常组织耐受剂量

（1）肺平均剂量：≤13Gy，两肺V20≤30%，同步放化疗中两肺V20≤28%。

（2）脊髓剂量：最大剂量≤45Gy/6周。

（3）心脏：V40≤50%。

（4）术后胸胃：V40≤40% ~ 50%，且不应该有剂量热点。

三、放射治疗并发症

（1）放疗急性副作用包括乏力、食欲下降等全身反应和急性放射性食管炎、气管炎等。应在治疗过程中仔细观察相关症状发生，加强对症处理及营养支持治疗。

（2）食管穿孔：特征是胸骨后疼痛、脉速、发热、出血等，如食管穿孔至气管则有进食进水明显呛咳发生。食管穿孔可经食管食管造影或胸透证实，一旦发生应停止放疗积极处理，在放置食管支架或置胃管后可试行恢复放疗。

（3）放射性肺炎和肺部纤维化是潜在的严重并

发症，应以预防为主，尽量降低肺的受照剂量。

（4）放疗最常见的慢性并发症是食管狭窄。发生狭窄时应注意排除肿瘤复发可能。

参 考 文 献

1. 殷蔚伯，余子豪，徐国镇，等. 肿瘤放射治疗学. 第四版. 北京：中国协和医科大学出版社，2008.
2. Halperin EC，Perez CA，Brady LW. Principle & practice of radiation oncology. 5 ed，2008.
3. Neuner G，Patel A，Suntharalingam M. Chemoradiotherapy for Esophageal Cancer. Gastrointestinal Cancer Research，2009，3：57-65.
4. Czito BG，Willett CG. In pursuit of progress：Multimodality strategies will form the cornerstone of cure for esophageal cancer. Gastrointestinal Cancer Research，2009，3：74-76.
5. 食管癌三维适形放射治疗规范. http://www.fangliao.cn/index.htm.
6. Gebski V，Burmeister B，Smithers BM，et al. Survival benefits from neoadjuvant chemoradiotherapy or chemotherapy in oesophageal carcinoma：a meta-analysis. Lancet Oncol，2007，8：226-234.
7. Graham AJ SF，Ghali WA，Manns BJ，et al. Defining the optimal treatment of locally advanced esophageal cancer：A systematic review and decision analysis. Ann Thorac Surg，2007，83：1257-1264.
8. Wijnhoven BPL，van Lanschot JJB，Tilanus HW，et al. Neoadjuvant chemoradiotherapy for esophageal cancer：A review of meta-analyses. World J Surg，2009，33：2606-2614.

第十五章　食管癌的最佳支持治疗

对于晚期食管癌患者，最佳支持治疗的目的是阻止和减轻痛苦，提高患者及其家庭的生活质量，有可能延长较高生存质量条件下的生存期。

一、晚期食管癌的营养支持

对于预计生存期超过 3 个月且存在营养不良或营养风险（主要是预计口服摄入小于预计能量消耗的 60%，且长于 10 天者，或预计不能进食时间长于 7 天者，或已发生体重下降者）的晚期食管癌患者，应给予营养支持，其目的是通过纠正或改善机体的营养状况和免疫功能，提供对肿瘤进行综合治疗的机会，减少各种不良反应和并发症，改善生活质量和延长生存期。具体可包括以下情况：①因放疗、放/化疗或化疗副作用影响进食；②发生瘘、严重感染、胃肠功能障碍等并发症；③施行姑息性手术或侵入性治疗的围手术期。营养物质可以采用营养学标准的肠内或肠外营养配方，不必选用肿瘤专用配方。对于预计生存期不超过 3 个月的终末期食管癌患者，营养支持虽然有可能延长生存期，但是同时也有延长痛苦的风险。所以，为避免延长患者的濒死过程，尊重患者的生活和自主权力，公平合理地应用有限的医疗资源，医生需要同时考虑临床指征和社会伦理学因素，认真评估营养支持的风险/效益比，充分与家属协商，寻求伦理委员会的指导，合理掌握营养支持指征。

在包括食管癌的消化道恶性肿瘤的术前和术后应用精氨酸、谷氨酰胺、半胱氨酸、牛磺酸、ω－3长链多不饱和脂肪酸、核苷酸、膳食纤维等免疫营养（immuno－nutrition）物质，可能会减少包括复杂感染和全身炎症反应综合征（systemic inflammatory response syndrome，SIRS）等在内的严重术后并发症、缩短住院时间、较大幅度降低总治疗费用，所以免疫营养可以作为食管癌营养支持治疗的内容之一。

晚期食管癌营养支持途径的使用原则是：①肠外营养（parenteral nutrition，PN）与肠内营养（enteral nutrition，EN）两者之间应优先选择EN；②营养支持时间较长应设法应用EN；③EN不足时，可用PN加强；④营养需要量较高或期望短期内改善营养状况时可用PN；⑤胃肠完全不能利用的情况下用PN：消化道休息作为治疗方法之一，病人的胃肠功能紊乱（如严重应激状态、麻痹性肠梗阻、上消化道出血、腹膜炎、顽固性呕吐、严重急性期腹泻和一些腹腔外疾患如感染等）影响胃肠道功能而不能进食；⑥周围静脉营养与中心静脉营养两者之间应优先选择周围静脉营养。实际应用中，PN和EN不是互相竞争的，而是根据临床需要互为补充。

二、吞咽困难的治疗

吞咽困难是食管癌病人的最常见的症状，主要因为肿瘤体的机械性阻碍，有时食管正常蠕动减低的功能性因素也是重要原因。依据 2010 年 NCCN 食管癌临床实践指南，吞咽困难依次可分为以下程度：仅能吞咽唾液；仅能进全流食；仅能进半流食（包括婴儿食品）；能咽下直径小于 18mm 的固体食物；间断有进食哽咽感，能进不必切成小块的普通固体食物。

治疗吞咽困难方法主要是梗阻部位的再疏通和管饲通道的建立，恢复进食，给予肠内营养支持。具体策略是：①对于至少能进半流食的食管癌中度梗阻患者，可考虑采取内镜下导丝引导聚乙烯探条或球囊的食管扩张，但该方法疗效持续短暂，需间断重复，因盲法扩张术穿孔风险高，应尽量避免用于复杂食管狭窄；②对只能进全流食的重度梗阻患者，除以上方法，还可选择置入可回收的覆膜食管内支架，如果经有效治疗使进食梗阻缓解，可移除支架；③如果患者完全进食梗阻，可选择以下的再通方法：内镜下置鼻胃营养管或鼻空肠营养管、经皮内镜下胃造瘘术（percutaneous endoscopic gastrostomy，PEG）、经皮内镜下空肠造瘘术（percutaneous endoscopic jejunostomy，PEJ）。在内镜疏通不适合或操作失败时，可考虑常规的胃或空肠造瘘手术。无论何种方法，在没有胃代食管手术的计划时才选择胃作为造瘘脏器；④食管气管瘘和纵隔瘘是食管癌致死性并发症，运用带膜支架可有效封闭大部分患者瘘口，减轻症状。但是对合并严重感染者应谨慎使用，因为覆膜支架封阻瘘口使脓肿得不到引流，可直接导致严重并发症及败血症而死亡。对食管癌累及气管，致使呼吸困难者，可考虑安装食管气管双支架，延长中位生存期。

食管支架置入后可能会出现的主要并发症包括：①食管壁撕裂和反流增加所致胸骨后疼痛和异物感，最常见的并发症，可以通过抑酸、促动力药物和止痛药物缓解，植入抗反流支架可减少反流性食管炎的发生；②对于因进食不当和支架材质特性引起的支架移位和脱落，应注意在支架植入后1～2周内以流质或半流质食物为主，少食多餐，植入金属支架应忌过冷、过热食物以防其变形脱落，支架移位可采用内镜下调整或移除支架，也可外科剖腹或腹腔镜手术取出；③对于肿瘤组织长入网眼或阻塞支架上下两端形成的再狭窄，放置新的支架是有效的解决办法；④发热、呼吸道感染、出血、穿孔和食管气管瘘等并发症较少见，食管癌放疗后由于病变及邻近组织脆性增加而容易穿孔，支架植入前应加以注意。

目前，还有其他针对食管癌相关吞咽困难的姑息治疗方法可供选择。物理热灼技术包括单极和双极电凝术、氩离子凝固术和Nd：YAG激光治疗术等。化学消融的方法是将无水酒精注入食管癌，使组织坏死，减轻梗阻。光动力学疗法可用来治疗管腔几乎完全阻塞的食管癌，也可配合化疗、放疗前或后使用，以提高疗效。

三、食管癌的镇痛治疗

晚期食管癌疼痛的主要原因有肿瘤直接压迫刺激神经、肿瘤对痛觉敏感组织（血管、淋巴管等）

的刺激、肿瘤分泌化学致痛因子、肿瘤伴随炎症因素致痛、治疗后诱导的外周神经病变疼痛、较少见的骨转移以及心理因素致痛。

目前癌痛的治疗基本遵循 WHO 推荐的三阶梯癌痛治疗方案和 NCCN 成人肿瘤疼痛临床实践指南。有效的镇痛治疗首先要进行包括疼痛程度、原因和性质的评估。评估过程应遵循慢性疾病的诊断评估程序。NCCN 指南依据评分将癌痛按程度分为三级：轻度疼痛（疼痛评分 1～3 分）；中度疼痛（疼痛评分 4～6 分）；重度疼痛（疼痛评分 7～10 分）。将癌痛按性质分为三类：内脏痛、躯体痛和神经病理性痛。

疼痛治疗一般采用药物疗法和非药物手段，后者包括手术、放化疗、神经阻滞、认知心理治疗、中医等。

对于食管癌疼痛的药物治疗，根据 WHO 和 NCCN 镇痛原则，轻度疼痛可选用非甾体抗炎药（NSAIDs）或对乙酰基酚等第一阶梯药物，如对第一阶梯药物无效、过敏或有禁忌证，可考虑直接过渡为第三阶梯阿片类镇痛药物，并注重以快速滴定确定药物用量。晚期食管癌疼痛往往是多因素作用的结果，需制定联合镇痛方案。比如，肿瘤浸润压迫神经或骨转移导致神经病理性疼痛都存在炎性痛成分，可将 NSAIDs 或糖皮质激素作为辅助抗炎镇痛药物。对于难治型神经病理性痛还可考虑伍用抗惊厥和抗抑郁药物。反流性食管炎有时也是晚期食管癌痛的原因，抑制胃酸分泌药物和促胃肠蠕动剂也是有效的选择。如果放置食管支架后出现严重的药物不可控制的疼痛，支架取出可缓解。尽管 WHO 和 NCCN 的镇痛治疗指南都推荐口服是最佳用药途径，但晚期食管癌常伴有不同程度的吞咽困难，肠道缓释镇痛药物的应用也受到各种胃肠营养管的限制，所以可根据患者能接受的给药途径和药物种类来选择包括经直肠给药、皮肤贴剂、和经硬脊膜外、皮下、静脉、神经丛的病人自控镇痛技术（patient controlled analgesia，PCA）等合适的用药途径。

另外，给予患者一定的心理治疗和辅导，可以消除对镇痛药物成瘾性的担心，缓解烦躁紧张的情绪，增强战胜癌痛的信心，同时寻求家属亲情的支持，均有助于改善患者症状，减轻痛苦。

参 考 文 献

1. NCCN. Clinical Practice Guidelines - Esophageal cancer. V. 1，2010.
2. 李宁. 重视肿瘤综合治疗中营养支持的作用. 中国实用外科杂志，2002，22（11）: 641 - 643.
3. 张小田，张联，曹新伟，等. 恶性肿瘤患者的循证营养支持. 临床外科杂志，2008，16（12）: 801 - 803.
4. Nitenberg G，Raynard B. Nutritional support of the cancer patient：Issues and dilemmas. Crit Rev Oncol Hematol，2000，34（3）: 137 - 168.
5. Korner U，Bondolfi A，Buhler E，et al. Ethical and legal aspects of enteral nutrition. Clin Nutr，2006，25（2）: 196 - 202.
6. 李宁. 晚期消化道肿瘤病人的营养支持. 中华实用外科杂

志，2000，20（10）：585－587.
7. Braga M，Gianotti L. Preoperative immunonutrition：Cost－benefit analysis. J Parenter Enteral Nutr，2005，29（1 Suppl）：S57－S61.
8. 江志伟，李宁，黎介寿. 消化道肿瘤病人术前肠内免疫营养支持. 中国实用外科杂志，2005，25（5）：305－306.
9. Harkness L. The history of enteral nutrition therapy：From raw eggs and nasal tubs to purified amino and early postoperative iejunal delivery. J Am Assoc，2002，102：399－404.
10. 李宁. 怎样选择营养支持的途径. 中国实用外科志，1998，18（12）：711－712.
11. Ross，WA，et al. Evolving role of self－expanding metal stents in the treatment of malignant dysphagia and fistulas. Gastrointest Endosc，2007，65（1）：70－76.
12. Shin JH，et al. Comparison of temporary and permanent stent placement with concurrent radiation therapy in patients with esophageal carcinoma. J VascInterv Radiol，2005，16（1）：67－74.
13. Baltayiannis N，Magoulas D，Bolanos N，et al. Expandable wall stents for treatment of tracheoesophageal fistulas of malignant origin. JBUON，2006，11（4）：457－462.
14. Schoppmeyer K，Golsong J，Schiefke I，et al. Antireflux stents for palliation of malignant esophagocardial stenosis. Dis Esophagus，2007，20（2）：89－93.
15. WHO. Cancer pain relief. 2nd ed，With a guide to opioid availability. Geneva：World Health Organization，1996.
16. NCCN. Clinical Practice Guideline － Adult Cancer Pain，2008.

第十六章　共识与争议及建议

食管癌的外科治疗在我国已有70余年的历史，但到目前为止，在食管癌分期、手术治疗模式、手术入路、淋巴结清扫方式、综合治疗模式、术后辅助治疗等方面仍存在较多争议，以下就上面众多问题的共识与争议进行总结。

一、食管癌分期

1．临床分期

临床分期依赖于原发肿瘤的解剖范围，可通过一系列检查确定。这些检查包括：病史、查体、食管造影、食管/气管镜检、淋巴结活检、食管超声(EUS)、EUS－FNA、计算机体层摄影（CT）和正电子发射体层摄影（PET)、胸腔镜腹腔镜检等。EUS被认为是判定肿瘤侵犯深度的最准确方法并能发现转移的区域淋巴结（EUS被认为是划定食管癌TN分期的“金标准”)。CT在鉴别远处转移方面更有用。尽管PET实践经验有限，但已显示其在发现远处转移方面比CT更加敏感。EUS、CT和PET的联合应用是进行无创性食管癌分期的最准确的途径。至于微创外科定期方法如胸腔镜腹腔镜在必要时可以采用，并积累经验。

2．病理分期

病理分期依据手术探查以及手术切除的食管和

相应淋巴结的检验。肿瘤的位置决定哪些临近结构受侵。应特别标明远处转移的存在及程度。分期应包括食管和EG交界处的肿瘤的临床和病理分期。

我国现行的食管癌分期标准采用UICC1997年食管癌TNM分期标准，为了与国际分期同步，建议采用AJCC新版（第七版）食管癌TNM分期标准。新分期中虽加入了以转移淋巴结的个数来分期，但是没有考虑到淋巴结转移的范围（野数），期望通过目前正在进行的全国食管癌诊疗项目获得这方面的证据，在下次修改时加入淋巴结转移范围的因素。

二、食管癌分期治疗模式

1. Ⅰ期（$T_1N_0M_0$）

首选手术治疗。如心肺功能差或不愿手术者，可行根治性放疗。完全性切除的Ⅰ期食管癌，术后不行辅助放疗或化疗。内镜下黏膜切除（EMR）仅限于黏膜内癌，而黏膜下癌应该行标准食管癌切除术。

2. Ⅱ期（$T_{2\sim3}N_0M_0$，$T_{1\sim2}N_1M_0$）

首选手术治疗。如心肺功能差或不愿手术者，可行根治性放化疗或放疗。完全性切除的$T_{2\sim3}N_0M_0$患者术后不行辅助放疗或化疗。对于完全性切除的$T_{1\sim2}N_1M_0$患者，术后行辅助放疗可能提高5年生存率。对于食管鳞癌，目前尚无足够证据支持术后化疗；而食管腺癌，可以选择术后辅助化疗。

3. Ⅲ期（$T_{1\sim2}N_2M_0$，$T_3N_{1\sim2}M_0$，$T_{4a}N_{0\sim2}M_0$，$T_{4b}N_{1\sim3}M_0$）

对于$T_{1\sim2}N_2M_0$，$T_3N_{1\sim2}M_0$，和部分$T_{4a}N_{0\sim2}M_0$

（侵及心包、膈肌和隔膜）患者，目前仍选择以手术为主的综合治疗，对于Ⅲb或Ⅲc期可考虑先行术前辅助治疗后再手术（新辅助化疗或术前放化疗），建议有条件医院可以开展新辅助放化疗（含铂方案的化疗联合放射治疗）的研究，与单一手术相比，术前同期放化疗可能提高患者的总生存率。

与单纯手术相比较，术前化疗并未提高总体长期生存，故不推荐术前化疗；术前放疗也不能显著改善总体生存率，但可提高局部控制率和切除率。故对于术前检查发现肿瘤外侵明显，外科手术不易彻底切除的食管癌，通过术前放疗有望增加切除率。

对于不能手术的Ⅲ期患者，目前的标准治疗是放射治疗或同步放化疗，有条件的医院可以开展同步放化疗的研究（含铂方案的化疗联合放射治疗）。

对于以上Ⅲ期患者，术后行辅助放疗可能提高局部控制率和5年生存率。对于食管鳞癌目前尚无足够证据支持术后化疗。但对于N_{1-2}和有脉管瘤栓的患者可以考虑加用术后化疗。对于食管腺癌，也可选择术后辅助化疗。

4. Ⅳ期（任何T，任何N，M_1）

以姑息治疗为主要手段，加或不加化疗，治疗目的为延长生命提高生活质量。姑息治疗主要包括放疗、内镜治疗（如食管扩张、食管支架等治疗）、营养支持和止痛等对症治疗。

三、手术治疗模式

食管癌切除术包括癌的切除和消化道的重建，各家报道的方法较多，也存在不同的思路和争议。

如传统的与扩大（三野）的淋巴结清扫，部分的与全部的食管切除，标准的与局部整块的（en bloc）切除，开胸的与非开胸的经食管裂孔的（Orringer）切除，以及传统的与近年开展的电视胸、腹腔镜切除等等。在我国，虽然各家对这些方法都各有一定实践经验，但最广泛采用的是标准（传统）的左开胸食管癌切除术。

较早期的食管癌应行完整彻底的（完全性）根治性切除（包括食管及其周围的结缔组织和引流区域的淋巴结），食管的切除争取距肿瘤上下缘3～5cm以上，用胃重建食管是最常用和最可靠的方法。除了颈段食管癌外，全食管切除不是常规方法。

新技术在食管癌外科治疗中的应用

内镜下食管黏膜切除术（EMR）的适应证为：

（1）病灶长度<3cm，宽度<½食管周径；食管黏膜上皮内癌（ml癌）或黏膜内癌（mm癌）未侵及黏膜下层，不伴有淋巴结转移者。

（2）食管上皮重度不典型增生及Barrett食管黏膜高度腺上皮不典型增生。

与常规开胸切除早期食管癌手术相比，内镜下食管黏膜切除术创伤少，治疗费用低，并发症发生率低，无需较长时间住院，患者生活质量高，5年生存率优于开胸手术治疗，值得进一步推广。

电视胸腔镜外科（VATS）现已应用于食管外科治疗。

胸腔镜辅助食管癌手术的适应证为：

（1）早中期食管癌 $T_{1\sim3}N_{0\sim1}$；无明显肿瘤外侵

和肿大外侵淋巴结；

（2）心肺功能差，预计不能耐受开胸手术者；

（3）无严重胸膜疾病或心肺脏器疾病或既往开胸手术史。

建议在有条件单位开展并组织全国性协作组进行前瞻性大样本随机对照研究。

四、手术入路

1. 经开胸径路

应根据肿瘤的部位，术前 T、N 分期，病人的具体情况及术者的习惯综合考虑。

对于胸中下段食管癌切除术，术前分期为 $T_{1\sim3}N_{0\sim1}M_0$ 者和无右上纵隔肿大淋巴结者，左胸径路仍然是常规的进行食管癌切除的手术方式，其优点只需一个切口，不需变换病人体位，便于了解病变与主 A 和左主支气管的关系，且方便处理这些重要器官的意外损伤。但当术前分期提示右上纵隔或气管－食管沟有肿大淋巴结时，左胸径路难以清扫上述区域的淋巴结。建议选择右后外开胸＋腹正中切口手术治疗（Ivor－lewis）。

对于胸上段食管癌切除术，应选择经腹部加右胸颈部三切口径路（Levis－Tanner）手术，其优点显露主动脉弓后和弓上的食管较满意，且便于行左右气管食管沟和喉返神经旁淋巴结的清扫和处理奇静脉的意外损伤。

2. 非开胸径路（Orringer）

我国采用此径路的单位较少。仅适用于高龄、心肺功能差、胸膜腔广泛粘连不宜进胸者。此术式的最大缺点是不能清扫区域淋巴结。

五、淋巴结清扫方式

淋巴结清扫方式可分为：

传统的二野胸腹部的淋巴结清扫术与扩大（颈胸腹三野）的淋巴结清扫。

（1）传统二野淋巴结清扫术（即不行双侧喉返神经链淋巴结清扫）。

（2）现代二野淋巴结清扫术（即加行上纵隔及双侧喉返神经链淋巴结清扫）。

（3）三野淋巴结清扫术（颈，胸，腹部的淋巴结清扫）。

淋巴结清扫范围应根据原发病变的深度和部位来决定。

传统二野淋巴结清扫适应证：

食管癌发生于气管分叉以下部位，且病变的浸润深度局限于 $T_1 \sim T_3$ 期，颈部和右上纵隔及食管气管沟无肿大淋巴结者。

现代二野淋巴结清扫适应证：

食管癌发生于气管分叉以下部位，且病变的浸润深度局限于 $T_1 \sim T_3$ 期，右上纵隔及气管食管沟有肿大淋巴结者。但颈部无明显肿大可疑转移淋巴结者。

三野淋巴结清扫适应证：

食管癌发生于气管分叉以上或以下部位，且病变的浸润深度局限于 $T_1 \sim T_3$ 期，转移淋巴结个数1 ~ 6 个者，右上纵隔和颈部有可疑肿大转移淋巴结者。

三野淋巴结清扫提高了食管癌定期的准确度，

延长肿瘤的控制时间并改善了治愈率。三野淋巴结清扫可能提高总5年生存率。但对已有广泛淋巴转移的晚期病例，外科仅起到姑息治疗的作用，无限度扩大手术则适得其反，三野淋巴结清扫在一定条件下有其优点，也是外科治疗食管癌的极限。因此，必须在精确定期基础上严格掌握适应证，它只是胸部食管癌外科治疗的一种方法。

建议在有条件单位开展并组织全国性协作组进行二野与三野淋巴结清扫的对比研究。

六、术前与术后辅助治疗

对于局部晚期（T_3N_1、$T_{1\sim3}N_2$，$T_{4a}N_{0\sim2}$）的食管癌，单一外科的疗效似乎已进入停步不前的平台期，现已公认必须走多学科综合治疗的道路。

1．术前放疗

与单一外科相比，术前放疗对延长远期生存作用有限，但能提高外科切除率，减少局部复发率。仍适用于肿瘤有外侵或癌性粘连、外科切除有困难者。

2．术前化疗

与单一外科相比，既往的研究结果显示术前化疗可提高根治性切除的比率，对于化疗有明显效果（CR）的病人会提高远期生存，但对延长总体生存的作用不显著，可能会增加手术并发症，鉴于目前术前化疗的作用尚无定论，建议有条件的单位可以开展术前化疗临床试验研究以明确其的作用。

3．术前同期放化疗（CRT）

术前同期放化疗较术前单一放疗或化疗的效果

为佳，虽其加重了毒性反应，但尚安全可行。术前放化疗能提高手术切除可能性，且使部分病人（20% ~30%）可达病理学完全效应（PCR）。可明显提高这类病人的生存期，尤以食管鳞癌为著。但如何在治疗早期能预先识别病人的治疗效应，还有待于分子生物学或相关基因的研究。建议在有条件单位开展并组织全国性协作组进行食管癌术前放化疗+手术与单纯手术的对比研究。

4. 术后放疗

对完全性根治性切除且无淋巴结转移的食管癌患者目前尚无足够证据支持行预防性放疗，但对于根治性切除并有局部淋巴结转移的患者或局部外侵的患者，术后放疗可能获益；尤其左后外侧开胸手术者建议行术后放疗。姑息性切除者也应行术后放疗。

5. 术后化疗

对于食管鳞癌目前没有足够证据支持术后化疗，但有脉管瘤栓和多个淋巴结转移者，可考虑给予术后辅助化疗。对于食管腺癌，可以选择术后辅助化疗。

附件1　食管癌常用化疗药物中英文名称及略语

一、抗生素类

1. 博来霉素（bleomycin，BLM）

2. 平阳霉素（pingyangmycin，PYM）

3. 丝裂霉素（mitomycin，MMC）

4. 多柔比星，阿霉素（adriamycin，doxorubicin，ADM or DOX）

5. 表柔比星，表阿霉素（epirubicin，EPI）

二、抗代谢药

1. 5-氟尿嘧啶（5-fluorouracil，5-FU）

2. 替加氟，喃氟啶（tegafur，FT207）

3. 卡培他滨，希罗达（capecitabine，xeloda，Cap）

4. 替吉奥胶囊，爱斯万（tegafur，gimeracil and oteracil potassium capsules，TS-1，S-1）

5. 吉西他滨，健择（gemcitabine，GEM）

6. 甲氨蝶呤（methotrexate，MTX）

三、植物碱

1. 长春地辛（vindesine，VDS）

2. 长春瑞滨，诺维本（vinorelbine，NVB）

四、重金属

1. 顺铂，顺氯氨铂（cisplatin，CDDP，DDP）

2. 卡铂（carboplatin，CBP）

3. 奈达铂，捷佰舒（nedaplatin，NDP）

4. 奥沙利铂，草酸铂（oxaliplatin，L-OHP，OXA）

5. 洛铂（Lobaplatin，LBP）

五、紫杉烷类

1. 紫杉醇，泰素（paclitaxel，PTX；taxol，TAX；taxane）

2. 多西他赛，泰素帝（docetaxel，DOC；taxotere，TXT）

六、拓扑异构酶抑制剂

1. 依托泊苷，足叶乙苷（etoposide，VP-16）

2. 伊立替康，开普拓（irinotecan，camptosar，CPT-11）

七、其他

1. 异环磷酰胺（ifosfamide，IFO）

2. 洛莫司汀，环己亚硝脲（lomustine；CCNU）

3. 甲酰四氢叶酸，亚叶酸钙（calcium folinate，CF）

附件 2　食管癌化疗及放疗略语索引

1．常用化疗药物略语（见 123～140 页）

CAP：卡倍他滨
CBP：卡铂
CF：四氢叶酸钙
CPT-11：伊立替康
DDP：顺氯氨铂
EPI：表阿霉素
5-FU：5-氟尿嘧啶
GEM：吉西他滨
IFO：E-环磷酰胺
LBP：洛铂
MMC：丝裂霉素
NDP：奈达铂
NVB：长春瑞滨
OXAl：奥沙利铂
PYM：平阳霉素
PTX：紫杉醇
S-1：替吉奥
Tegafur：替加氟
TXT：多西他赛
VCR：长春新碱

2. **放射治疗常用英文略语**（见 144～152 页）

RTOG：美国放射肿瘤学组织

3DCRT：三维适形放疗

IMRT：调强放疗

IGRT：图像引导放疗

TPS：治疗计划系统

Dt：肿瘤剂量

Gy：戈瑞（放疗剂量单位）

GTV：肿瘤靶区

GTVnd：转移淋巴结靶区

CTV：临床靶区

PTV：计划靶区